Fiducia in sé stessi per le donne

*Come costruire l'autostima, superare l'ansia sociale e dare potere alla tua vita per il successo!
Una guida per smettere di dubitare di sé stessi e guadagnare fiducia.*

<u>Jennifer Campbell</u>

© **Copyright 2021 di Jennifer Campbell**
Tutti i diritti riservati.

Il seguente libro è riprodotto di seguito con l'obiettivo di fornire informazioni che siano il più accurate e affidabili possibile. Indipendentemente da ciò, l'acquisto di questo libro può essere visto come un consenso al fatto che sia l'editore che l'autore di questo libro non sono in alcun modo esperti sugli argomenti discussi all'interno e che qualsiasi raccomandazione o suggerimento che viene fatto qui è solo per scopi di intrattenimento. I professionisti dovrebbero essere consultati, se necessario, prima di intraprendere qualsiasi azione qui sostenuta.

Questa dichiarazione è considerata giusta e valida sia dall'American Bar Association che dal Comitato dell'Associazione degli Editori ed è legalmente vincolante in tutti gli Stati Uniti.

Inoltre, la trasmissione, la duplicazione o la riproduzione di una qualsiasi delle seguenti opere, comprese le informazioni specifiche, sarà considerata un atto illegale, indipendentemente dal fatto che sia fatto elettronicamente o a stampa. Ciò si estende alla creazione di una copia secondaria o terziaria dell'opera o di una copia registrata ed è consentito solo con l'espresso consenso scritto dell'Editore. Tutti i diritti aggiuntivi sono riservati.

Le informazioni contenute nelle pagine seguenti sono ampiamente considerate un resoconto veritiero e accurato dei fatti e come tali, qualsiasi disattenzione, uso o abuso delle informazioni in questione da parte del lettore renderà qualsiasi azione risultante esclusivamente sotto la loro responsabilità. Non ci sono scenari in cui l'editore o l'autore originale di questo lavoro possano essere in alcun modo ritenuti responsabili per qualsiasi difficoltà o danno che possa accadere dopo aver intrapreso le informazioni qui descritte. Inoltre, le informazioni contenute nelle pagine seguenti sono intese solo a scopo informativo e devono quindi essere considerate come universali. Come si addice alla sua natura, sono presentate senza garanzia della loro validità prolungata o della loro qualità provvisoria. I marchi di fabbrica che sono menzionati sono fatti senza consenso scritto e non possono in alcun modo essere considerati un'approvazione da parte del titolare del marchio.

Tabella dei contenuti

INTRODUZIONE **8**

AUTOSTIMA E FIDUCIA IN SÉ STESSI **11**

    FIDUCIA CONTRO AUTOSTIMA 12
    5 SEGNI PER DETERMINARE SE HAI POCA FIDUCIA IN TE STESSO .. 15
    1. INDECISIONE COSTANTE 15
    2. CONCENTRATO SULLA RASSICURAZIONE ESTERNA 16
    3. ESITANTE A PARLARE 16
    4. INCAPACITÀ DI ACCETTARE LE CRITICHE 17
    5. ARRENDERSI FACILMENTE 18

COME LE CONVINZIONI LIMITANTI POSSONO INFLUENZARE LA TUA AUTOSTIMA **19**

    LE NOSTRE INFLUENZE 20
    LE NOSTRE ESPERIENZE 20
    COME LE CONVINZIONI LIMITANTI TI IMPEDISCONO DI VIVERE LA TUA VITA 21
    IDENTIFICARE LE CONVINZIONI LIMITANTI 23

SUPERARE LE TUE CONVINZIONI LIMITANTI **25**

    SCEGLIETE IL RISULTATO CHE DESIDERATE 26
    METTERE IN DISCUSSIONE LE TUE CONVINZIONI LIMITANTI 27
    CONSIDERA LE CONSEGUENZE DELLE TUE CONVINZIONI LIMITANTI 28
    SCEGLIERE UNA NUOVA CONVINZIONE POTENZIANTE 29
    CONDIZIONA LA TUA NUOVA CONVINZIONE 30

5 PASSI PER COSTRUIRE UNA SOLIDA FIDUCIA IN SÉ STESSI **32**

    PASSO 1: ESCI DALLA TUA ZONA DI COMFORT 32
    PASSO 2: CONOSCERE IL PROPRIO VALORE 35
    PASSO 3: CREARE LA PROPRIA FELICITÀ 37
    PASSO 4: ESSERE PRONTI AD ABBRACCIARE IL CAMBIAMENTO ... 38

Passo 5: Essere presenti 40

ABITUDINI QUOTIDIANE PER CONSOLIDARE E AUMENTARE LA TUA AUTOSTIMA 42

Perdonare sé stessi 43
Fai crescere la tua conoscenza 44
Cambia il tuo linguaggio del sé 44
Pratica affermazioni 45
Stop ai paragoni 46
Eliminare il giudizio 46
Rinunciare al senso di colpa 47
Concentrati sui tuoi punti di forza 48
Imparare a dire no 49
Circondati di positività 50
Migliora te stesso 51
Incorporare la cura di sé 51
Lasciar andare il perfezionismo 52
Celebrare le vittorie quotidiane 52
Esercitare una fede appassionata 54
Fissare aspettative realistiche 54
Aspettatevi di essere fiduciosi 55

COME IDENTIFICARE E SUPERARE IL COMPORTAMENTO AUTOLESIONISTA 56

3 segni di comportamento autolesionista 57
Capire l'origine di tutto questo 59
9 modi per rompere il ciclo del comportamento autolesionista 61

MEDITAZIONE PER COSTRUIRE LA FIDUCIA IN SÉ STESSI 66

Come iniziare con la meditazione 68
1. Meditazione consapevole 68
2. Meditazione di respirazione 70
3. Visualizzazione 71

4. Ancoraggio 73

COME USARE EFFICACEMENTE LE AFFERMAZIONI PER UNA SOLIDA FIDUCIA 75

Come usare le affermazioni 76
Crea le tue affermazioni 78
Esempi di affermazioni 81

COME FISSARE E RAGGIUNGERE TUTTI I TUOI OBIETTIVI 83

Come usare l'approccio SMRRT per il raggiungimento degli obiettivi 84
Esempi di obiettivi intelligenti 87
Altri consigli di base 88
Smettila di procrastinare i tuoi obiettivi 89

COME AFFRONTARE E SUPERARE UN FALLIMENTO 92

COSTRUIRE LA TUA SICUREZZA SOCIALE (SUPERARE L'ANSIA SOCIALE E ESSERE A PROVA DI PROIETTILE) 99

Cos'è l'ansia sociale? 100
Da dove viene l'ansia sociale? 101
Come superare l'ansia sociale usando la ristrutturazione cognitiva 102
Come creare una buona prima impressione 105
Nessuno è meglio di te! 107
Riconnettiti con gli amici per costruire la tua autostima 108

AUMENTA LA TUA AUTOSTIMA CON IL TUO LINGUAGGIO DEL CORPO 112

COME OTTENERE UN FISICO CHE TI RENDA SICURO DI SÉ 120

CONOSCERE LA PROPRIA MISSIONE **128**
    Carisma 129
    Essere nel flusso 130
CONCLUSIONE **132**

Introduzione

Tutti desiderano essere sicuri di sé, ma pochi sono stati in grado di svilupparla in tutti gli aspetti della loro vita. Una mancanza di fiducia in sé stessi può alla fine diventare l'ostacolo più significativo per trovare la felicità, il successo e la realizzazione.

Sfortunatamente, troppe persone spesso non sono in grado di vedere gli effetti che una bassa autostima ha sulla loro vita, dando invece la colpa dei loro fallimenti a fattori esterni. Danno la colpa a un ambiente di appuntamenti difficile per non aver trovato il partner giusto.

Cercano disperatamente un lavoro migliore ma non sanno da dove cominciare perché il mercato del lavoro è così competitivo. Vorrebbero poter seguire i loro sogni ma non possono permettersi di fallire. In superficie, questi tipi di scuse sembrano essere legittime barriere esterne che ci impediscono di trovare la vera felicità.

Tuttavia, quando si esamina ulteriormente, le giustificazioni sono tutte radicate in una mancanza di fiducia in se stessi. Le esperienze passate hanno contribuito a sviluppare la vostra mentalità attuale, e il passato ci affligge inconsapevolmente quando diventiamo adulti.

Da adulti, spesso sprechiamo una tonnellata di energia nel tentativo di apparire fiduciosi piuttosto che sviluppare una vera fiducia. L'importanza che la società dà alle apparenze esterne rafforza solo la pressione a mostrare una falsa sicurezza.

Questo è appena intensificato con la popolarità della televisione dei reality e dei social media. È diventata la norma per la nostra società apparire in un modo a tutti gli altri, piuttosto che concentrarsi sul fare i cambiamenti interni che ci permetteranno di modificare il nostro senso di sé.

Per esempio, molte persone pubblicano immagini photoshoppate sui loro profili di social media nella speranza di raccogliere una tonnellata di like per aiutare ad aumentare la loro autostima vacillante. Quindi, la facciata di fiducia batte la fiducia genuina e incrollabile.

Così, molte persone hanno paura di ammettere che mancano di fiducia perché è vista come una debolezza personale, mentre altri vorrebbero avere più fiducia, ma non sanno da dove cominciare.

Se soffrite di una mancanza di fiducia, continuerà a trattenervi, anche se diventate abili nel fingere. La grande notizia è che puoi essere una delle poche persone che imparano a costruire un innegabile, persistente e genuino livello di fiducia in se stessi che non sarà influenzato da circostanze esterne.

Questa guida vi fornirà consigli e strategie per sviluppare la fiducia in tutti i settori della vostra vita. Imparerai anche i modi in cui puoi sviluppare un forte senso di sé e l'amore incondizionato per te stesso per superare qualsiasi sfida che potresti affrontare nella tua vita.

L'unica differenza tra chi ha successo e chi fallisce nella vita è la volontà di continuare a provare. Avere fiducia vi fornirà la spinta e la capacità di lavorare verso i vostri obiettivi senza che le vostre convinzioni limitanti vi ostacolino.

Capitolo 1
Autostima e fiducia in sé stessi

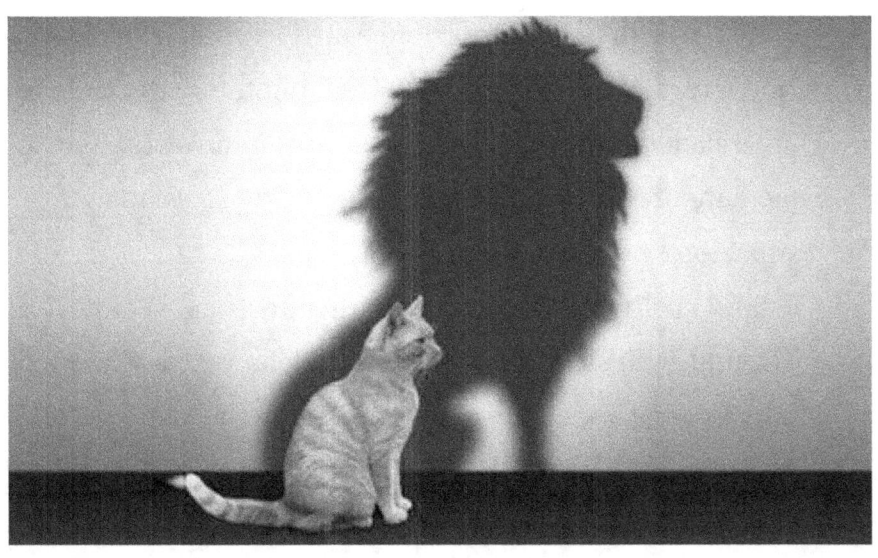

L'autostima e la fiducia sono spesso usate in modo intercambiabile per descrivere il livello di certezza, il portamento, il rispetto di sé e la sicurezza di un individuo. Mentre questi due concetti sono spesso correlati, non sono la stessa cosa.

La differenza principale è che l'autostima è una costante, mentre la fiducia è qualcosa che fluttua. È vitale che siate in grado di promuovere un forte senso di entrambi. Per fare questo, dovete prima capire le origini di entrambi e come ciascuno può essere influenzato e cambiato.

Fiducia contro autostima

La fiducia è una parte enorme del vostro benessere generale. Essere sicuri di sé aiuterà la vostra carriera, le relazioni, l'immagine di sé, le interazioni e altri aspetti della vostra vita. Non è raro che qualcuno sia estremamente sicuro di sé in un'area della propria vita, ma insicuro in un'altra. Essere pienamente sicuri e a proprio agio con sé stessi in ogni situazione è davvero inestimabile.

Quando coltivate un forte senso di autostima, vi aiuterà a diventare più sicuri in tutti i settori della vostra vita. Mentre la fiducia varia a seconda delle circostanze, la vostra autostima è una parte continua del vostro concetto di sé.

Più alta è la vostra autostima, più è probabile che sarete a vostro agio nell'affrontare una varietà di situazioni nella vostra vita. L'autostima è un tratto di fondo che influisce direttamente su come vi percepite in tutte le circostanze. L'autostima può essere difficile perché una mancanza di autostima si manifesta in una varietà di modi.

Il dubbio generalizzato su se stessi è uno dei modi in cui può manifestarsi una bassa autostima. Se avete una bassa autostima, potreste assumere automaticamente che non sarete bravi in un compito e rinuncerete o vi saboterete inconsciamente per fallire. Questo è il vostro concetto di sé che cerca di dimostrare perché ha una bassa autostima.

Se fallisci ripetutamente in una varietà di circostanze, il tuo subconscio dice: "Te l'avevo detto che sarebbe successo". In ogni situazione che affrontate, l'auto-parola negativa farà la sua brutta figura, dicendovi che fallirete, che sembrerete stupidi, che vi metterete in imbarazzo e che gli altri vi giudicheranno duramente. Questo self-talk negativo non è accurato, ma ha invece origine da una bassa autostima.

Gli esseri umani sono creature sociali, il che ci dà la capacità di cogliere gli indicatori di alta o bassa autostima. Sono questi indicatori che spesso influenzano il modo in cui rispondiamo gli uni agli altri. Coloro che hanno un'alta autostima sono più propensi a trovare un lavoro, a creare connessioni sociali, ad avviare conversazioni, ecc.

Non è che la maggior parte delle persone stia cercando di ferire intenzionalmente coloro che hanno una bassa autostima, è solo una tendenza naturale per noi di essere attratti da coloro che mostrano fiducia. Siamo tutti esseri egoisti, che cercano innatamente di andare avanti e quando qualcuno trasuda fiducia, indica che può aiutarci ad andare avanti nella vita.

Il modo in cui ci presentiamo può essere una chiara indicazione per chi ci circonda dei nostri livelli di fiducia e autostima.

Gli indizi fisici come il dinoccolarsi, il parlare a pecora, o uno sguardo costantemente abbassato, indicano tutti una bassa autostima.

Durante le conversazioni, l'espressione di dubbi, la frequente verbalizzazione di un bisogno di rassicurazione, o l'indecisione, sono anche chiari segni di bassa autostima. È relativamente facile vedere questo tipo di segni nei bambini e negli adolescenti; tuttavia, molti adulti hanno imparato a nascondere le loro insicurezze.

Molti di noi hanno adottato l'atteggiamento "fake-it-until-you-make-it".

Sfortunatamente, siamo così concentrati sul fingere che non lavoriamo mai per risolvere i problemi di fondo.

Un altro modo in cui la bassa autostima si manifesta è una prospettiva dipendente dalla fiducia. Si manifesta quando una persona si basa interamente sui suoi risultati per alimentare la sua autostima. Questo è molto più difficile da individuare in noi stessi e nelle altre persone.

Questo tipo di bassa autostima ci fa avere il bisogno di riuscire in tutto per sentirci bene con noi stessi.

Possono anche sentire l'impulso di abbattere gli altri per sentirsi superiori, il che alimenta temporaneamente la loro fiducia. Il fattore critico in questi casi dipende sempre da fattori esterni ed è sempre temporaneo.

Il risultato è la continua necessità di alimentare il mostro dell'autostima nel tentativo di sfuggire ai tuoi veri sentimenti.

È un circolo vizioso e drenante che è incompatibile con la pace, la felicità e la vera autostima.

Se sai come costruire la tua fiducia in qualsiasi situazione, ti aiuterà a sviluppare la tua autostima generale. La fiducia in situazioni distinte è un elemento necessario per riqualificare la vostra mente a pensare in modo più sicuro.

Man mano che la vostra fiducia diventa più naturale, l'autostima cresce e diventa parte del vostro concetto di sé. Quindi, sviluppare un'incrollabile autostima, così come sapere come costruire efficacemente la fiducia in situazioni specifiche, sono entrambi componenti essenziali per il successo e il benessere. Quindi, come fai a sapere se ti manca la fiducia e hai una bassa autostima?

5 segni per determinare se hai poca fiducia in te stesso

Ecco 5 segni per determinare se hai bisogno di lavorare sulla tua autostima e fiducia.

1. Indecisione costante

Essere indecisi spesso è un segno che non avete fiducia in voi stessi per prendere la decisione giusta. Il dubbio e le insicurezze lo accompagnano.

Coloro che mancano di autostima sono spesso afflitti da dubbi su sé stessi. Essere indecisi in molte situazioni può indicare una bassa autostima, mentre averla in una o due situazioni può mostrare una mancanza di fiducia in quelle particolari situazioni.

Per esempio, se sei un nuovo imprenditore, potresti passare più tempo a prendere decisioni rispetto a un imprenditore esperto, perché ti stai spesso mettendo in discussione. Man mano che imparate e sviluppate le abilità appropriate, aumenterete la vostra fiducia. Così, la conoscenza e l'esperienza miglioreranno la fiducia nelle singole situazioni.

2. Concentrato sulla rassicurazione esterna

L'autostima deriva dalla vostra sicurezza di voi stessi, il che significa che siete sicuri di voi stessi in tutte le situazioni e non siete influenzati dalle opinioni degli altri. Un sintomo di bassa autostima è spesso la frequente fluttuazione del tuo umore in base alle azioni degli altri.

Di nuovo, se questo accade solo in alcune situazioni, indica semplicemente che si può avere una mancanza di fiducia in quelle aree. Tuttavia, se è un tema ricorrente su tutta la linea, è un'indicazione che hai una bassa autostima.

Per esempio, se avete sempre bisogno di sentirvi dire che siete belli per sentirvi bene con il vostro aspetto, è probabile che abbiate poca fiducia nella vostra immagine di voi stessi. Se avete anche bisogno di rassicurazioni costanti al lavoro, nelle relazioni e durante le interazioni sociali, questo probabilmente indica che avete una bassa autostima.

3. Esitante a parlare

Essere riluttanti a esprimere le proprie opinioni è un altro segno che si potrebbe avere una bassa autostima e mancanza di fiducia. Indica un dubbio di fondo su ciò che hai da dire. Potrebbe significare che non sei sicuro che la tua opinione sia valida, o che ti dici che gli altri non sono interessati a quello che hai da dire. Potresti temere che parlando, causerai l'antipatia degli altri.

Avere poca fiducia in un'area particolare può farti esitare a esprimere la tua opinione perché potresti temere di non essere abbastanza esperto nel campo. Se sei un nuovo imprenditore e partecipi a un evento di networking, potresti non sentirti sicuro di condividere i tuoi pensieri con un veterano di 20 anni.

Se avete continuamente paura di parlare, è un'indicazione che soffrite di una bassa autostima generalizzata. Questo potrebbe causare pensieri negativi di dubbio che alla fine vi impediscono di parlare.

4. Incapacità di accettare le critiche

Essere concentrati sulle rassicurazioni esterne e l'incapacità di accettare le critiche spesso coincidono in individui con bassa autostima. Quando si ha bisogno dell'approvazione degli altri per sentirsi bene, allora sentire le critiche può essere schiacciante. Per questi individui, la critica è sempre presa come un attacco personale all'ego piuttosto che essere vista come un feedback.

Quando si soffre di bassa autostima, le opinioni degli altri sono valutate più in alto della propria autostima, le critiche sono prese come verità, invece che come semplici opinioni. Quando si ha un'alta autostima, si usano queste critiche come feedback utile e si è in grado di ascoltare e scartare come un'opinione non vera.

5. Arrendersi facilmente

Il dubbio di sé è una causa sostanziale e un sintomo di bassa autostima. Nessuno è un esperto quando prova qualcosa per la prima volta, e ci vuole perseveranza e superare gli ostacoli prima di riuscire in qualcosa. Qualcuno con una stima vacillante può essere facilmente sconfitto quando fallisce la prima volta.

Anche se la vostra fiducia può sentirsi traballante quando vi state imbarcando per la prima volta in una nuova impresa, con il livello appropriato di autostima, sarete in grado di capire come potete aumentare la vostra fiducia.

Quando hai una bassa autostima, la fiducia traballante può diventare schiacciante, facendoti rinunciare, proteggendoti dalle potenziali conseguenze e dal disagio che può venire con il fallimento.

Capitolo 2

Come le convinzioni limitanti possono influenzare la tua autostima

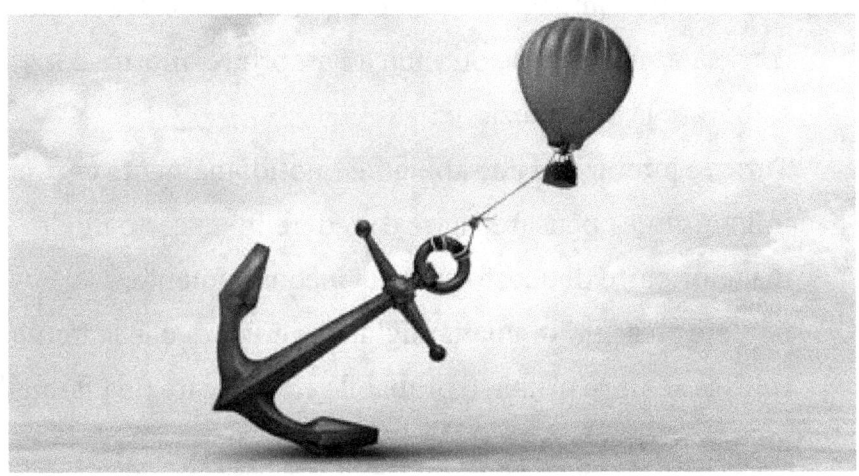

Molte persone soffrono di bassa autostima a causa delle loro convinzioni limitanti. Le convinzioni limitanti sono convinzioni cieche e malsane che vi impediscono di raggiungere il successo nella vostra vita.

Sono muri di prigione autoimposti che hai costruito per proteggerti dalla paura del fallimento e dell'umiliazione. È un'etichetta falsa che ti dai per chiuderti in un bozzolo di sicurezza.

La paura di uscire dalla tua zona di comfort è così intensa che ti arrendi al primo ostacolo che incontri. Alla fine ti impediscono di inseguire i tuoi sogni. Le nostre convinzioni provengono da due fonti, le nostre esperienze e le nostre influenze.

Le nostre influenze

Fin dalla più tenera età, siamo bombardati da opinioni e informazioni dalla nostra famiglia, dalla società e dalle persone più vicine a noi. Mentre cresciamo e formiamo legami con i nostri compagni di classe e gli altri, la nostra mente conscia e subconscia continua ad assorbire, filtrare ed elaborare le informazioni.

Tutte le interazioni che abbiamo quotidianamente ci influenzano a pensare, agire e credere in un certo modo. La maggior parte di questo avviene inconsciamente.

Se siete cresciuti in una famiglia che credeva che la famiglia venisse sempre prima, è probabile che abbiate una famiglia unita e ben collegata.

Se siete cresciuti con persone che pensano che i ricchi siano fortunati e abbiano tutte le agevolazioni, è probabile che crediate che la vostra capacità di diventare ricchi sia una salita ripida e impossibile. Se sei cresciuto in una famiglia che crede in una buona educazione, è probabile che tu creda lo stesso e ora ti aspetti che anche i tuoi figli ricevano una buona educazione.

Le nostre esperienze

Impariamo da ogni esperienza che incontriamo nella vita. Che si impari consapevolmente dall'esperienza o meno, non importa. Indipendentemente da ciò, la nostra mente tende a formare credenze basate su singole esperienze significative o su esperienze cumulative della stessa natura.

Infatti, molte delle nostre convinzioni limitanti sono il risultato delle nostre esperienze. Da bambino, se sei andato male in un test di scienze, potresti iniziare a credere che la scienza sia una materia che non capirai mai o in cui non avrai mai successo.

Se sei stato ripetutamente tradito nelle tue relazioni, potresti pensare che non ci sono brave persone al mondo e che non troverai mai l'amore. Se sei stato scartato per una promozione al lavoro, potresti credere di non essere qualificato per un livello superiore.

Sia le nostre influenze che le nostre esperienze lavorano per determinare quali sono le nostre credenze, e di solito si formano durante l'infanzia. Quando si comincia a capire da dove vengono le proprie opinioni, si può cominciare a metterle in discussione e infine a cambiarle.

Come le convinzioni limitanti ti impediscono di vivere la tua vita

Nel corso della tua vita, hai costruito delle convinzioni su te stesso e sul mondo, che possono contribuire direttamente al tuo stile di vita. Ciò che è sorprendente è che queste convinzioni possono anche avere un effetto fisico su di te. Più l'idea è rafforzata, più impatto può avere sul tuo corpo. Che tu lo sappia o no, il tuo corpo mostra la manifestazione fisica e mentale delle convinzioni limitanti che circondano la tua immagine di sé.

Le vostre convinzioni limitanti vi faranno sentire come se non sarete mai in grado di raggiungere un obiettivo. Questo può portare a diminuire la vostra fiducia in voi stessi, perdendo alla fine la vostra autostima nel processo.

Man mano che la vostra autostima vacilla, potreste iniziare a evitare di provare cose nuove e di andare in nuove avventure perché credete che i rischi e i pericoli che circondano l'esperienza siano distruttivi e persino fatali.

Questo vi porterà a lamentarvi con gli altri e a dare la colpa, senza scoprire la fonte di fondo del problema. Questo può far sì che si cominci a perdere l'equilibrio che si desidera nella vita e che è necessario per mantenerla sana e funzionante.

Le convinzioni limitanti tendono a causare un auto-giudizio che non è sano, portandovi a sentire il bisogno di mettere una maschera e nascondere il vostro vero io al mondo. La paura di non accettare chi siete potrebbe farvi perdere la vostra auto-identità senza nemmeno rendervene conto.

Le convinzioni limitanti che si hanno possono provocare anche cambiamenti fisici al corpo. Questo include agitazione continua e persistente, depressione, ansia, indecisione, cattivo carattere, nausea e altri problemi emotivi.

Questo può cambiare chi siete e il modo in cui parlate con gli altri. Il tono del tuo discorso cambia e tenderai ad essere negativo. Può indurti a trovare sempre il modo di lamentarti e di incolpare gli altri per i tuoi problemi e i tuoi fallimenti.

Identificare le convinzioni limitanti

Il primo passo per superare le tue convinzioni limitanti è identificarle. Vivere con le vostre convinzioni limitanti può portarvi a vivere una vita mediocre, una vita che è significativamente diversa dal vostro potenziale. Sfortunatamente, le convinzioni limitanti possono essere difficili da identificare.

Prima di iniziare a identificare le tue convinzioni limitanti, devi imparare a tenere traccia del tuo self-talk e diventare consapevole dei giudizi che il tuo subconscio sta facendo. Sapendo come tenere traccia del modo in cui parlate con voi stessi, sarete in grado di identificare le convinzioni limitanti che attraversano la vostra mente durante le conversazioni. Liberarsi dei pregiudizi della vostra mente subconscia è un altro passo fondamentale per trovare le vostre convinzioni limitanti.

Alcune delle convinzioni limitanti più comuni includono:

- Non posso essere il mio vero e autentico io perché verrei giudicato.
- Non posso innamorarmi perché mi si spezzerebbe il cuore.
- Non posso chiedere quello che voglio perché verrei rifiutato.
- Non posso fidarmi delle persone perché alla fine tradiranno la mia fiducia.

- Non posso inseguire i miei sogni perché molto probabilmente fallirò.
- Non ho bisogno di avere successo, quindi non mi sforzerò nemmeno di avere successo.
- È troppo tardi per inseguire i miei sogni.
- Non sono niente di speciale perché non ho mai realizzato niente di eccezionale.
- Non merito la felicità perché non sono abbastanza bravo.
- Odio il mio aspetto e non c'è niente che possa fare per cambiare.
- Sono troppo debole e non riuscirò mai a trovare la forza di cambiare.

Capitolo 3
Superare le tue convinzioni limitanti

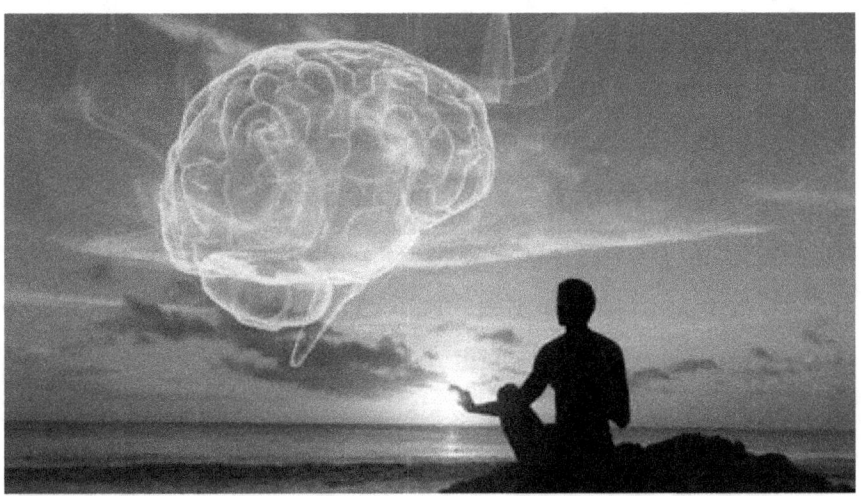

Ora che avete identificato le vostre convinzioni limitanti, è il momento di lavorare per superarle. Sfortunatamente, la maggior parte delle persone non fa i passi necessari per farlo, perché crede che, avendo la consapevolezza delle proprie convinzioni limitanti, sarà in grado di pensare in modo diverso alle proprie circostanze e alla propria vita.

Anche se essere consapevoli delle vostre convinzioni limitanti vi incoraggerà a pensare a loro in modo diverso, un numero significativo delle vostre convinzioni limitanti ha una tonnellata di investimento emotivo dietro di loro, che è in definitiva dove sta il problema.

Ogni volta che si ha un tremendo livello di emozione investito in qualcosa, può creare una barriera al cambiamento. Per fare un cambiamento duraturo, dovete tagliare i vostri legami.

Infatti, più profonda è la convinzione o la credenza, più difficile sarà il processo e più tempo ci vorrà.

Alla base di ogni cambiamento che volete fare c'è la volontà di adattarsi alle mutevoli condizioni e circostanze che vi circondano. Questo è particolarmente vero quando si tratta di cambiare le vostre convinzioni limitanti.

Scegliete il risultato che desiderate

Il primo passo che dovete fare per superare le vostre convinzioni limitanti è scegliere il risultato che desiderate. Quando scegliete il risultato desiderato, siete in grado di ottenere più chiarezza su ciò che è nella vostra vita che vorreste cambiare.

Dovete porvi delle domande difficili e considerare attentamente le vostre risposte. Dovete chiedere a voi stessi:

- Quali obiettivi vorrei raggiungere?
- Cosa mi impedisce attualmente di raggiungere i miei obiettivi?
- Che tipo di persona vorrei idealmente diventare?
- Cosa voglio cambiare nello specifico?
- Quali convinzioni specifiche non funzionano per me?
- Quali convinzioni limitanti mi impediscono di raggiungere i miei risultati desiderati?

Una volta che sei diventato chiaro sulle convinzioni limitanti che ti trattengono, puoi iniziare il processo di superamento di queste convinzioni limitanti e aumentare la tua autostima.

Mettere in discussione le tue convinzioni limitanti

È importante ricordare che le vostre convinzioni limitanti sono forti solo quanto i riferimenti che le sostengono. Spesso, le convinzioni limitanti che detenete hanno una pletora di riferimenti che hanno contribuito a influenzare e spostare la vostra prospettiva sulla realtà.

È importante ricordare che questi riferimenti sono iniziati come idee, che si sono trasformate in opinioni, che poi sono diventate le vostre convinzioni. Se volete cambiare le vostre convinzioni limitanti, dovete cambiare la vostra prospettiva e opinione su di esse. Puoi iniziare a mettere in dubbio le tue convinzioni limitanti chiedendoti:

- La credenza è accurata?
- Ho sempre creduto questo? Perché?
- C'è stato un momento in cui non ci ho creduto? Perché?
- Ci sono prove che possono confutare questa convinzione limitante?
- Ci sono momenti in cui questa convinzione non ha un senso razionale?
- Questa convinzione mi aiuterà a ottenere ciò che voglio? Mi aiuterà a raggiungere i miei obiettivi?
- Qual è il modo esattamente opposto di pensare a questa convinzione? Come può essere utile?

Queste domande sono progettate per aiutarvi ad aumentare la prospettiva e le possibilità della tua situazione. Hanno lo scopo di incoraggiarti a pensare fuori dagli schemi, in modo che tu possa iniziare a cambiare il modo in cui pensi alle tue convinzioni limitanti.

Considera le conseguenze delle tue convinzioni limitanti

Ora che avete cominciato a mettere in dubbio le vostre convinzioni limitanti, è il momento di considerare le possibili conseguenze del mantenimento delle vostre convinzioni limitanti. Per fare questo, devi pensare a lungo e intensamente alle seguenti domande.

- Quali saranno le conseguenze se non sarò in grado di fare questo cambiamento ed eliminare questa convinzione limitante?
- Che effetto avrà su di me, emotivamente, il fatto di non fare un cambiamento? Fisicamente? Finanziariamente? Spiritualmente? Nelle mie relazioni?
- In che modo non fare un cambiamento influenzerà la mia vita?
- Ci sono conseguenze a breve termine se non cambio la mia vita? Quali sono?
- Ci sono conseguenze a lungo termine?
- Cosa rende questo cambiamento così essenziale?

Più il dolore è associato all'aggrapparsi alle tue convinzioni limitanti, più alta sarà la motivazione che avrai per fare cambiamenti positivi nella tua vita. Ecco perché è essenziale muoversi attraverso ciascuna di queste domande, una alla volta per sperimentare pienamente il dolore. Vuoi sentire la rabbia, pensare ai rimpianti, sperimentare il senso di colpa e permetterti di piangere.

Scegliere una nuova convinzione potenziante

Per andare avanti dopo aver considerato le conseguenze del mantenimento delle tue convinzioni limitanti, devi scegliere una nuova convinzione potenziante. È vitale che vi assicuriate che questa nuova convinzione sia credibile. Se non è credibile, le probabilità che non riusciate a condizionare la vostra psiche sono alte.

Per sbloccare la tua nuova convinzione potenziante, devi considerare l'obiettivo che vuoi raggiungere, la persona che vuoi diventare e i valori fondamentali che vuoi mantenere. Una volta che li hai considerati, devi farti le seguenti domande dalla prospettiva di una terza persona:

- A cosa potrebbe credere questa persona mentre persegue questo obiettivo?
- Cosa crederebbe questa persona di se stessa?
- Cosa crederebbe questa persona sul suo obiettivo?
- Com'è il loro atteggiamento? Come pensano all'obiettivo?
- Come penserebbero agli ostacoli che incontrano lungo il viaggio?

Ora, devi prenderti del tempo per considerare i vantaggi di questa nuova convinzione potenziante e come può migliorare la tua vita e le tue circostanze. Chiedetevi quanto segue:

- Quali benefici posso aspettarmi dall'uso di questa nuova credenza?
- Come mi aiuterà a raggiungere i miei obiettivi?
- Come cambierà la mia vita in meglio?
- Come aiuterà sia a lungo che a breve termine?
- Come mi farà sentire questa nuova convinzione?
- In che modo questa nuova convinzione mi permetterà di andare avanti?
- Perché è importante?

Più ragioni riesci a trovare, più alta sarà la tua motivazione a rompere i tuoi vecchi schemi di comportamento e a sostituirli con un nuovo sistema di credenze potenziante.

Condiziona la tua nuova convinzione

Ora che ti sei impegnato a cambiare le tue convinzioni limitanti in nuove convinzioni potenzianti, il prossimo passo è iniziare a condizionare le tue nuove convinzioni nella tua psiche progressivamente.

Un modo per farlo è attraverso il processo di visualizzazione. Passa del tempo ogni giorno visualizzandoti, nella tua immaginazione, usando il tuo nuovo modo di pensare nelle tue attività quotidiane. Prendi nota in particolare delle azioni che fai, delle decisioni che prendi, di come parli con gli altri e di come parli con te stesso.

Pensa al tuo nuovo atteggiamento e a come le tue nuove convinzioni ti aiuteranno a manifestare la vita che vuoi. State essenzialmente immaginando un nuovo voi nella vostra mente.

Un altro processo che potete usare è quello di ancorare questa nuova convinzione per condizionarla nel vostro sistema nervoso. Si tratta di ancorare una sensazione fisica al vostro corpo che vi permetterà di entrare automaticamente in uno stato mentale ottimale che corrisponde alla vostra nuova convinzione potenziante.

Non è facile superare le tue convinzioni limitanti, ma con una quantità significativa di lavoro, introspezione e tempo, sarai in grado di superare le convinzioni limitanti che ti hanno trattenuto e costruire la tua autostima.

Nei prossimi capitoli, esamineremo più in dettaglio le convinzioni limitanti che di solito affliggono le persone con bassa autostima e come rimuoverle usando strategie appropriate.

Capitolo 4

5 passi per costruire una solida fiducia in sé stessi

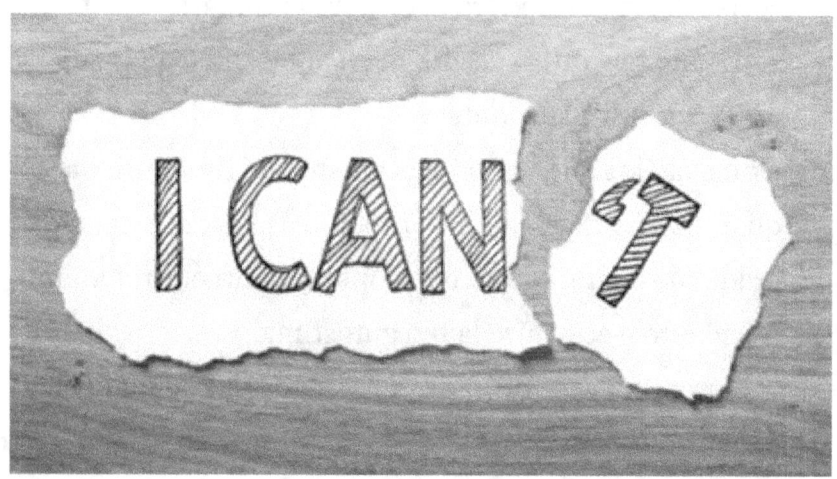

Costruire la fiducia in sé stessi è un processo continuo che richiede determinazione ed energia. Ecco alcuni passi a cui pensare quando si cerca di costruire la propria:

Passo 1: Esci dalla tua zona di comfort

Se vuoi avere una fiducia incrollabile, devi essere disposto a uscire dalla tua zona di comfort per fare cose fuori dall'ordinario. Devi risvegliare quell'impulso che brucia dentro di te per essere straordinario.

Forse avete un'idea brillante che secondo voi potrebbe portare benefici alla vostra azienda, ma non sapete come condividerla con il vostro capo. Forse avete una cotta che non avete mai osato avvicinare.

Il problema che deriva dal non agire su questi desideri è che si ristagna proprio dove si è. La verità è che quando non riuscite ad esplorare nuove esperienze, state lasciando che la paura vi porti via la vostra solarità. State semplicemente scavando più a fondo nella vostra zona di comfort. Il buco in cui siete stati seduti per diversi decenni ormai.

Sì, può essere intimidatorio fare il primo approccio nell'ignoto, rischiando di essere imbarazzati dai fallimenti. Ma se ci pensi, è solo 'FEAR' - False prove che appaiono reali. Qual è la cosa peggiore che potrebbe accadere? Spesso si sta solo pensando troppo. Uscire dalla tua zona di comfort può essere così scoraggiante, ma è importante se desideri realizzare lo scopo della tua vita e avere una fiducia incrollabile. Questo potrebbe essere il modo in cui potete finalmente provare a voi stessi che potete raggiungere qualsiasi cosa vogliate.

Dopo tutto, qual è la cosa peggiore che può succedere? Puoi condividere con il tuo capo e portare l'azienda al successo, oppure il capo semplicemente rifiuta. Potresti chiedere a quella ragazza o a quel ragazzo di uscire, e loro potrebbero dire o sì o no - Inoltre ottieni la tua risposta senza perdere troppo tempo a indovinare. In entrambi i casi, è una situazione vantaggiosa per tutti.

Il segreto per avere una solida fiducia inizia da te!

Una cosa che vi dirò di sicuro è che per uscire dalla vostra zona di comfort, dovete iniziare a fissare micro-obiettivi che alla fine si aggiungeranno tutti al quadro più grande. I micro-obiettivi si riferiscono semplicemente a piccoli pezzi dell'obiettivo più grande che avete. Quando rompi i tuoi obiettivi più grandi in pezzetti, realizzarli diventa abbastanza facile, e ti divertirai molto mentre lo fai. Questo costruirà anche il vostro slancio per continuare a spingere fino a quando non avrete raggiunto il vostro obiettivo.

Quindi, supponiamo che tu abbia un'idea di business o una strategia che vorresti condividere con il tuo capo ma non hai avuto il coraggio di farlo. Quello che puoi fare invece è suddividere il tuo risultato principale in obiettivi più piccoli che alla fine producono risultati simili. Fate piccoli passi per iniziare, non importa quanto piccolo sia. Invece di fare il grande salto e sentirsi sopraffatti, iniziare in piccolo vi toglierà la pressione di dosso. Quando fai questo, rendi semplicemente le cose abbastanza facili da digerire e faciliti il follow-up.

Quindi vi piace quella ragazza o quel ragazzo e non avete il coraggio di dirglielo. Ma lui o lei potrebbe non essere single in primo luogo. Quindi il tuo micro obiettivo dovrebbe essere quello di stabilire un rapporto con loro prima di tuffarti nella parte più profonda delle cose. Anche prima di chiedere loro un appuntamento, cerca di sapere chi sono semplicemente iniziando una breve conversazione con lei/lui. Non è meglio? Non sembra che tu li stia perseguitando.

Detto questo, dovete apprezzare che quando fissate dei micro-obiettivi, vi permette di uscire dalla vostra zona di comfort. Man mano che raggiungi i tuoi micro-obiettivi uno dopo l'altro, ti renderai conto che ogni piccola vittoria può aiutarti a ottenere la fiducia necessaria per andare avanti. Sfida te stesso a fare qualcosa fuori dall'ordinario ogni giorno e vedi come questo fa crescere la tua fiducia.

Passo 2: Conoscere il proprio valore

Sapevate che le persone con una solida fiducia nella roccia sono spesso molto decisive? Una cosa che è piuttosto ammirevole nelle persone di successo è che non impiegano troppo tempo a prendere piccole decisioni. Semplicemente non analizzano troppo le cose. La ragione per cui possono prendere decisioni veloci è che conoscono già il loro quadro generale, il risultato finale.

Ma come si può definire ciò che si vuole?

Il primo passo è definire i vostri valori. Secondo Tony Robbins, un autore, ci sono due grandi valori distinti: i valori finali e i valori dei mezzi. Questi due tipi di valori sono legati allo stato emotivo che desideri: felicità, senso di sicurezza e appagamento, tra gli altri.

Valori medi

Questi si riferiscono semplicemente ai modi in cui potete innescare l'emozione che desiderate. Un ottimo esempio è il denaro, che spesso serve come mezzo, non come fine. È una cosa che vi offrirà la libertà finanziaria, qualcosa che desiderate e quindi è un valore di mezzo.

Valori finali

Questo si riferisce alle emozioni che stai cercando, come l'amore, la felicità e un senso di sicurezza. Sono semplicemente le cose che i vostri valori di mezzo offrono. Per esempio, il denaro vi darà sicurezza e stabilità finanziaria. In altre parole, il valore dei mezzi è le cose che pensate di desiderare per ottenere finalmente i valori finali. La cosa più importante è che tu abbia chiarezza su ciò che apprezzi in modo da poter prendere decisioni informate molto più velocemente. Questo, a sua volta, vi darà un forte senso di identità, ed è da lì che attingerete la fiducia eterna. Dovete avere il controllo della vostra vita e non il contrario.

Un modo per farlo è assicurarsi di definire i propri valori finali. Puoi iniziare dedicando almeno un'ora o due ogni settimana per scrivere quali sono i tuoi valori finali. Per arrivarci, comincia col dichiarare quali sono i tuoi valori che vorresti affinare per arrivare alla vita dei tuoi sogni.

Alcune delle domande che potrebbero aiutarvi a mettere le cose in prospettiva sono;

- Quali sono alcune delle cose che contano di più nella tua vita?
- Ci sono cose che non ti interessano nella tua vita?
- Se dovessi prendere una decisione difficile, quali sono alcuni dei valori che sosterrai e quali sono quelli che ignorerai?

- Se hai o hai avuto dei figli, quali sono alcuni dei valori che inculcherai loro?

Passo 3: Creare la propria felicità

La felicità è una scelta, e anche i migliori ostacoli sono costrizioni auto generate come il pensare di essere indegno della felicità.

Se non ti senti degno di gioia, allora non credi nemmeno di meritare le cose buone della vita, le cose che ti rendono felice e questo sarà proprio ciò che ti impedisce di essere felice.

Si può essere più felici. Dipende dalla vostra scelta di ciò su cui vi concentrate. Quindi, scegliete la felicità.

La felicità non è qualcosa che ti capita. È una scelta, ma richiede uno sforzo. Non aspettate che qualcun altro vi renda felici, perché potrebbe essere un'attesa eterna. Nessuna persona o circostanza esterna può renderti felice.

La felicità è un'emozione interna. Le circostanze esterne sono responsabili solo del 10% della tua felicità. L'altro 90% è come ti comporti di fronte a quelle condizioni e quale atteggiamento adotti. La ricetta scientifica per la felicità è condizioni esterne 10%, geni 50% e attività intenzionali - è qui che entrano in gioco l'apprendimento e gli esercizi - 40%. Alcune persone nascono più felici di altre, ma se sei nato più infelice e pratichi gli esercizi, finirai per essere più felice di qualcuno che è nato più gioioso e non li fa. Ciò che entrambe le equazioni hanno in comune è l'influenza minima delle condizioni esterne sulla nostra felicità.

Di solito supponiamo che la nostra situazione abbia un impatto molto maggiore sulla nostra felicità. La cosa interessante è che la felicità si trova spesso quando si smette di cercarla. Godetevi ogni momento. Aspettati miracoli e opportunità ad ogni angolo, e prima o poi li incontrerai. Qualunque cosa su cui ti concentri, potresti vederne di più. Scegli di concentrarti sulle opportunità, decidi di concentrarti sul bene e scegli di concentrarti sulla felicità. Crea la tua felicità.

Passo 4: essere pronti ad abbracciare il cambiamento
Vi siete mai trovati ad essere ossessionati dal futuro o dal passato? Questo è qualcosa che molti di noi si trovano a fare. Tuttavia, il fatto è questo: la persona che eri cinque anni fa o che sarai tra cinque anni è molto diversa da quella che sei adesso.

Noterete che cinque anni fa i vostri gusti, interessi e amici erano diversi da come sono oggi, ed è probabile che saranno diversi tra cinque anni. Il punto è che è fondamentale che tu abbracci chi sei oggi e sappia che sei un'evoluzione attiva. Secondo una ricerca condotta da Carol Dweck, è chiaro che i bambini vanno bene a scuola quando adottano una mentalità di crescita. Infatti, con la mentalità di crescita, credono che possono fare bene in una certa materia. Questo è l'opposto di ciò che sperimentano i bambini con una mentalità fissa, perché credono che ciò che sono e tutto ciò che hanno è permanente. Pertanto, avere l'idea di non poter crescere limita la fiducia in sé stessi.

Ciò che dovreste fare per abbracciare tutto ciò che siete è fermare l'auto-giudizio. La maggior parte del tempo, siamo fuori a giudicare le persone per quello che dicono, come lo dicono, cosa indossano e le loro azioni. Allo stesso modo, ci giudichiamo nella nostra testa confrontando il nostro sé passato e presente.

Per sviluppare un forte senso di fiducia, è importante che iniziate a battere l'abitudine all'auto-giudizio e alla critica negativa. Sì, questo è qualcosa che può essere difficile all'inizio, ma quando iniziate a praticarlo, vi rendete conto di quanto fosse retrogressivo.

Puoi iniziare scegliendo almeno uno o due giorni alla settimana in cui eviti di esprimere qualsiasi giudizio. Se non hai niente di buono da dire, non dirlo. Se c'è un pensiero negativo che ti attraversa la mente, sostituiscilo con uno positivo.

Gradualmente, la vostra mente comincerà a prepararsi a uno stato di non giudizio, e presto diventerà il vostro stato mentale naturale. Questo non solo vi aiuterà ad abbracciare gli altri, ma anche ad accettare voi stessi per quello che siete veramente.

Passo 5: Essere presenti

Sembra semplice, vero? È importante e necessario che voi costruiate la vostra fiducia. Essendo presenti, state semplicemente permettendo alla vostra mente, corpo e anima di essere impegnati nel compito a portata di mano.

Immaginiamo di parlare con qualcuno che non sta ascoltando quello che state dicendo. Questo è qualcosa che probabilmente è successo a un buon numero di noi. Come vi siete sentiti? D'altra parte, immaginate di parlare con qualcuno e di sentirvi come se foste l'unica persona nella stanza. Ci si sente piuttosto speciali, eh?

La ragione per cui vi sentite speciali è che erano presenti in quel momento. Hanno prestato molta attenzione a ciò che stavi dicendo, sentendo ogni emozione con te. Erano impegnati nella conversazione ad un livello più profondo. In questo modo, puoi conservare le informazioni e allo stesso tempo provare empatia.

Per essere presenti, bisogna sviluppare un doppio controllo mentale. Questo significa semplicemente che dovreste fare il check-in mentale su voi stessi regolarmente. Per farlo, dovete sviluppare un trigger mentale o un calendario in cui vi chiedete dov'è la vostra mente. Questo è il momento in cui ti comporti come un osservatore della tua mente.

Stai pensando di prenotare la cena mentre sei in riunione? Pensate di non essere abbastanza bravi? Chiamarsi fuori da questi pensieri negativi significa fare mentalmente un controllo su se stessi ogni tanto. Una volta che hai la risposta alla tua domanda, fai un respiro profondo e riporta la tua attenzione sulle cose più importanti.

Capitolo 5

Abitudini quotidiane per consolidare e aumentare la tua autostima

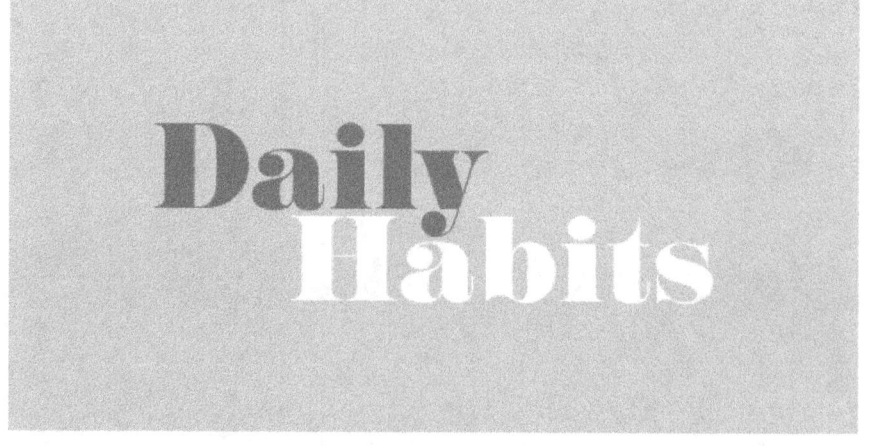

Ora che hai scoperto come identificare e superare le tue convinzioni limitanti, puoi iniziare a ricostruire la tua fiducia in te stesso aumentando la tua autostima. Per fare questo, devi prima cambiare la percezione di te stesso.

Devi cambiare il modo in cui ti guardi e come ti vedi. Tutti hanno un'auto-percezione. Tutti hanno un'immagine mentale nella loro mente di chi sono, di cosa sono capaci e di dove stanno andando.

Se soffrite di scarsa fiducia in voi stessi, avete una visione negativa di queste cose. Probabilmente sentite di non valere molto e che qualsiasi cosa proverete si tradurrà in mediocrità o fallimento.

Dovete lavorare sulla vostra auto-percezione se volete aumentare la vostra autostima e costruire la vostra fiducia in voi stessi. Per iniziare il processo di miglioramento della tua autostima, devi incorporare queste abitudini quotidiane nella tua vita.

Perdonare sé stessi

Se c'è una scorciatoia per una sana autostima, probabilmente è questa. Quando riesci a perdonare te stesso, porti la tua autostima ad un altro livello. Si tratta di essere gentili con noi stessi e di avere compassione - non solo per gli altri ma per noi stessi. (Non confondete questo con l'autocommiserazione, che è tossica).

Uno dei motivi della bassa autostima è che ci sentiamo in colpa per qualcosa che abbiamo fatto o lasciato in sospeso, quindi è fondamentale perdonare se stessi. Non appena avrete fatto questo, la vostra autostima aumenterà, e sarete anche capaci di perdonare gli altri.

Sii indulgente con te stesso, accetta i tuoi errori e fai voto di non ripeterli mai, perdona te stesso per i tuoi difetti (sei solo umano e non devi essere perfetto) e lavora sui tuoi punti di forza. Perdona te stesso per i tuoi peccati e non ripeterli se possibile.

I cambiamenti che vedrete quando capirete come perdonare voi stessi sono assolutamente notevoli! A volte i disturbi spariscono; a volte il perdono di sé cancella il blocco energetico precedente per permettere alla ricchezza di entrare nella tua vita. Fallo e vedi cosa farà il perdono per te nel corso della tua vita.

Fai crescere la tua conoscenza

Un altro passo per far crescere la vostra fiducia è assicurarvi di acquisire conoscenze sia nei vostri sforzi personali che professionali. C'è sempre quell'area in cui ci si sente limitati nella conoscenza e nella comprensione.

Se vuoi avere più fiducia, allora devi dimostrare di avere padronanza in questo settore. Puoi espandere le tue conoscenze seguendo corsi online, partecipando a conferenze ed eventi simili, oltre a leggere libri. L'altra cosa che puoi goderti mentre acquisisci conoscenze sono le tele classi dove puoi interagire e impegnarti in discussioni con i tuoi pari. Questo andrà molto lontano nel migliorare il tuo livello di fiducia.

Cambia il tuo linguaggio del sé

Il self-talk è semplicemente l'atto di parlare a se stessi, mentalmente o ad alta voce. È qualsiasi pensiero che ti salta in mente in reazione a stimoli esterni. Il modo in cui ti senti nelle situazioni dipende da ciò che dici a te stesso.

Se pensate alla situazione in modo negativo, questo porterà a emozioni negative come l'irritazione o l'ansia. Pensare alla situazione in modo positivo porterà a sentimenti positivi come l'eccitazione o la felicità.

Quando si lavora per aumentare la propria autostima, si diventa più consapevoli del costante discorso di sé che porta a sentimenti negativi, e lo si può sostituire con un discorso di sé positivo che incoraggia livelli più alti di autostima.

Per esempio, se ti dici sempre che sei grasso ogni volta che ti guardi allo specchio, devi fermarti e sostituire questi pensieri con parole di incoraggiamento.

In questo esempio, ti sei allenato a guardare le aree del tuo corpo che ti rendono insicuro e a rafforzare la tua insicurezza dicendo "sono grasso".

Se ti insegni a guardarti allo specchio e ad apprezzare il tuo corpo o a concentrarti su un'area in cui ti senti bene, col tempo, questo sposterà la tua immagine di te stesso e la tua fiducia.

Pratica affermazioni

Le affermazioni sono semplici affermazioni positive che si dicono su se stessi per cambiare i modelli di pensiero negativi. Puoi dire una serie di affermazioni ogni giorno o usarle per sostituire il dialogo negativo con te stesso.

Le affermazioni aiutano a migliorare l'autostima impiantando nuove convinzioni per sostituire quelle che causano una bassa autostima.

Quando cercate di cambiare i vostri pensieri automatici e il vostro modo di parlare negativo di voi stessi, è utile avere una serie di affermazioni da usare al posto dei vecchi schemi di pensiero negativi che avete sviluppato. Con sufficiente ripetizione, le affermazioni si impianteranno nella vostra mente subconscia.

Presto parleremo più in dettaglio delle affermazioni positive e di come possono aiutarvi a sviluppare una solida fiducia in voi stessi.

Stop ai paragoni

Devi riconoscere che sei unico. Devi anche renderti conto che non avrai mai la storia completa e che tutti si mettono in mostra nel tentativo di nascondere le loro insicurezze.

Quando ci si paragona agli altri, ci si sta semplicemente paragonando alla facciata che gli altri presentano al mondo. Tutti hanno pensieri, dubbi, insicurezze, giudizi e altre battaglie interiori che affrontano nella loro mente.

Dovete anche smettere di usare i paragoni per farvi sentire bene con voi stessi. È allettante farlo nel tentativo di alimentare il proprio ego, ma si trasforma in un circolo vizioso. Quando usi i paragoni per sentirti meglio, il tuo cervello li userà automaticamente per farti sentire peggio. L'unico modo per sfuggire a questo è quello di smettere di fare paragoni tra te e gli altri.

Eliminare il giudizio

Il giudizio è una delle abitudini più distruttive e meno produttive che si possano sviluppare. Sfortunatamente, pochi vivono una vita priva di pensieri giudicanti. Il giudizio e la vera fiducia sono incompatibili. Non si può mai sperimentare una pace genuina se ci si aggrappa ai giudizi.

Il giudizio diventa abituale in noi; lo facciamo naturalmente senza nemmeno rendercene conto. Ci giudichiamo come una forma di punizione per non essere perfetti, e giudichiamo gli altri nel tentativo di sentirci meglio.

Le persone che sono veramente felici con se stesse non sentono il bisogno di giudicare gli altri o se stessi.

Il primo passo sul cammino verso questo tipo di libertà è accettare che non c'è niente di perfetto nell'universo.

Devi imparare a prenderti come sei e accettare gli altri allo stesso modo. Tutti sono venuti al mondo con personalità diverse, hanno avuto varie esperienze che ci hanno plasmato e tutti continuiamo ad affrontare sfide. Giudicare qualcuno è ingiusto.

Rinunciare al senso di colpa

Il senso di colpa è una delle emozioni più distruttive, e il mondo è pieno di uomini e donne con sensi di colpa. Il peggio è che è un sentimento inutile. Si potrebbe scrivere un intero libro sull'inutilità di questa emozione. Non sarebbe un problema se potessimo sentirci in colpa per pochi momenti e poi andare avanti con la nostra vita, ma purtroppo, molte persone vivono con un senso di colpa cronico.

Perché ci sentiamo sempre in colpa? Perché siamo stati condizionati a sentirci in colpa per tutta la vita.

Consapevolmente o inconsapevolmente, fin dalla nostra giovinezza, i nostri cari, gli amici, la società, la scuola e la religione hanno alimentato il nostro rimorso e lo hanno imposto attraverso il sistema di punizioni e ricompense.

Da bambini, tutti ci ricordavano costantemente il nostro

cattivo comportamento e ci paragonavano ad altri bambini che si comportavano molto meglio. Il senso di colpa era usato per controllarci.

La cosa brutta è che questo tipo di trattamento ci porta a sentirci in colpa, anche se non abbiamo fatto nulla di male. Inoltre, per molto tempo, il senso di colpa è stato correlato alla cura. Se ti importa davvero devi sentirti in colpa, e se non ti importa e non ti senti in colpa, sei una persona terribile.

Niente è più lontano dalla realtà.

Il senso di colpa non vi serve affatto; vi causa solo un vero danno psicologico e vi fa sentire spregevoli. Fermate l'illusione del senso di colpa oggi stesso. C'è un'enorme differenza tra sentirsi in colpa e imparare dai propri errori. Il senso di colpa porta sempre una punizione, che si presenta in diverse forme tra cui la depressione, i sentimenti di inadeguatezza, la mancanza di fiducia in se stessi, un'autostima inadeguata e l'incapacità di apprezzare gli altri e noi stessi.

La cosa fantastica è che più lavorate sulla vostra autostima insieme alla vostra autenticità e all'essere intorno alle persone giuste, meno vi sentirete in colpa. Ogni volta che ti senti in colpa, ricorda a te stesso che è un'emozione inutile, e impara dall'errore. Questo è tutto quello che devi fare.

Concentrati sui tuoi punti di forza

Se siete spesso intorno a persone tossiche, queste potrebbero essere tentate di mettere in evidenza i vostri difetti. Ignorateli. Mentre è bene conoscere i nostri difetti - li capiamo, non abbiamo bisogno che qualcuno ci ricordi sempre che è meglio per noi diventare consapevoli e concentrarci sui nostri punti di forza.

- Quali sono le cinque principali qualità personali e punti di forza professionali?
- Cosa fa meglio degli altri?
- Quali sono i suoi più importanti successi personali e professionali?
- Cosa ti rende unico e forte?

Allora è il momento di fortificarle. Esercitarsi e concentrarsi su di esse - quelle che si hanno e quelle che si vogliono.

Imparare a dire NO

Ci potrebbero essere persone nella vostra vita che cercheranno di convincervi a fare delle cose anche se non volete farle, e occasionalmente perché desideriamo compiacere tutti, diciamo "SI" a loro anche se la nostra voce interiore dice "NO". Dire di sì quando vorremmo dire "NO" danneggia la nostra autostima e dopo possiamo sentirci un po' tristi o arrabbiati. Imparare a dire di no migliorerà molto la tua vita. Avrete più di VOI perché ogni volta che dite SI quando intendete NO vi liberate di una piccola parte di voi stessi e la vostra autostima scende.

Quando decidete che un "Sì" è un "Sì" e un "No" è un "No", vi sentirete meglio. Questo implica meno obblighi e anche se dire ai tuoi amici e familiari "NO" è difficile all'inizio, i benefici sono grandi.

Le persone di maggior successo dicono "No" abbastanza spesso. Quindi, siate certi di dire "NO" senza sentirvi in colpa.

Circondati di positività

Anche se non è una grande mossa dare la colpa dei nostri fallimenti agli altri, spesso altre persone possono essere responsabili della nostra bassa autostima. Questo è vero se frequentiamo la gente sbagliata - se i nostri amici sono inclini a sottolineare i nostri difetti invece di costruirci e di entusiasmarsi per noi.

Ed è per questo che bisogna evitare le persone tossiche. Ironicamente, se consideri tutto quello che abbiamo detto nel primo capitolo, spesso sono le persone che mancano di fiducia che sentono il bisogno di cercare di danneggiare la nostra. Ci fanno sentire piccoli per sentirsi più grandi.

Se conoscete persone negative e tossiche come queste, allora dovreste fare un tentativo cosciente di non frequentare più questo tipo di persone. Allo stesso modo, dovreste passare più tempo con le persone positive che vi amano.

E se dovete passare del tempo con persone che danneggiano la vostra stima? Allora considera le loro motivazioni per tutto quello che dicono. Se ti criticano, è perché pensano veramente che tu abbia fatto qualcosa di sbagliato? O è perché sono gelosi? O perché sono solo un tipo di persona negativa? Non lasciare che questo influisca su come ti senti su te stesso.

Migliora te stesso

Molti di noi hanno cose che non ci piacciono di noi stessi. Ma spesso queste cose possono essere migliorate. E il solo atto di cercare di migliorare può spesso essere sufficiente a darci un'enorme spinta di autostima.

Quindi, se non ti piace il tuo aspetto, allora considera i modi in cui puoi migliorare il tuo stile forse per apparire meglio. Se vi sentite troppo "magri", allora ingrassate. Se vi sentite in sovrappeso, allora perdete peso. Se pensi di essere un po' lento di mente, allora lavora sulla tua parlantina. Se la matematica ti delude, vai a prendere lezioni!

Incorporare la cura di sé

Trascurare i propri bisogni può contribuire a una bassa autostima, oltre ad essere un sintomo di una bassa autostima. La cura di sé è semplicemente fare qualcosa perché ti rende felice.

Può essere semplice come rilassarsi in un bagno di bolle, godersi un massaggio o fare una passeggiata da soli. La cura di sé è spesso vista come egoismo. Le persone spesso si sentono in colpa per dedicare del tempo a se stessi, perché pensano che questo porti via la felicità degli altri.

Il primo passo per cambiare questo è riconoscere che sei degno di tempo e di attenzione e rilasciare qualsiasi pensiero che causa senso di colpa. Poi, devi pensare a una cosa che puoi aggiungere su base regolare che sia al 100% per te.

Dite ai vostri cari che lo state facendo e siate impegnati con voi stessi come lo siete stati con tutti gli altri.

Lasciar andare il perfezionismo

Il perfezionismo è spesso una copertura per l'insicurezza. È anche il nemico numero uno della fiducia. Il perfezionismo deriva da una convinzione di fondo che devi essere perfetto per meritare amore e accettazione da te stesso e dagli altri. Indica che un individuo pone la sua autostima sui risultati e definisce il suo concetto di sé in base alle azioni. Questa mentalità porta a drastiche fluttuazioni nell'umore e nella fiducia e a un'immensa pressione per fare sempre le cose per bene.

Dovete lasciare andare le vostre tendenze perfezionistiche. Devi favorire l'amore incondizionato e l'accettazione di te stesso e sapere che sei separato dalle tue azioni e dai tuoi risultati.

Più sei disposto ad accettarti quando fai degli errori, più alta sarà la tua autostima.

Celebrare le vittorie quotidiane

Può diventare opprimente quando cerchiamo di cambiare qualsiasi aspetto della nostra vita. I cambiamenti richiedono tempo e possono avvenire solo con azioni quotidiane.

Ci sono state molte persone che sono state in grado di superare la timidezza e sviluppare una sana autostima, ma non è stato fatto in una notte. Per rimanere motivati nel vostro percorso per aumentare la vostra autostima e costruire la vostra sicurezza, dovete riconoscere e celebrare le piccole vittorie.

Celebrare le piccole vittorie quando si lavora verso qualsiasi obiettivo aiuterà anche a costruire la vostra fiducia. Vi meritate il merito e dovete essere disposti a darvi un riconoscimento. Se vi concentrate sempre su quanto siete lontani dal raggiungere il vostro obiettivo finale, il vostro viaggio potrebbe trasformarsi in una lotta, piena di dubbi e delusioni.

Invece, celebrate i piccoli risultati lungo il viaggio e riempitevi di incoraggiamento e di energia per continuare.

Sii grato per quello che hai

Gli individui con bassa autostima tendono a concentrarsi sulle esperienze negative e sulla mancanza nella loro vita. È facile concentrarsi su ciò che si vuole ma non si ha, e ci vuole uno sforzo per cambiare questa prospettiva.

Esprimere apprezzamento e gratitudine per ogni cosa nella tua vita trasformerà la tua prospettiva durante ogni momento e alla fine altererà le tue percezioni di te stesso e del mondo. Quando pratichi la gratitudine, sii grato per le benedizioni nella tua vita e per quello che sei come persona. Prenditi un momento per elencare tre cose uniche che apprezzi in te stesso e tre cose di cui sei grato nella tua vita. Cerca di incorporare una pratica di gratitudine per te stesso e per il mondo su base giornaliera e vedi l'impatto che ha sulla tua autostima generale.

Esercitare una fede appassionata

Una delle qualità che ammiro nelle persone fiduciose è che hanno fede in un essere supremo. Credono che il creatore dell'universo abbia uno scopo per ogni anima vivente. In altre parole, la ragione per cui siamo sulla terra in questo momento è quella di scoprire e realizzare il nostro scopo superiore.

In altre parole, sembrano avere la perfetta conoscenza del fatto che quando si incamminano con il piano del creatore, raggiungere il successo è solo una questione di tempo. Quindi, se volete veramente raggiungere il successo, dovete avere fede che sia possibile. È importante che abbiate una fede incrollabile nel vostro potenziale. Quando la vostra fede è piena di passione, allora c'è un'alta probabilità che seguiate il vostro vero scopo.

Fissare aspettative realistiche

Il modo più veloce per uccidere la fiducia in se stessi è quello di fissare alte aspettative per se stessi. Stabilire degli obiettivi e lavorare per raggiungerli può aiutarvi a costruire la vostra fiducia. Tuttavia, se fissate degli standard non realistici, finirete solo per sentirvi sconfitti.

Se hai qualcosa per cui vuoi lavorare, trova un obiettivo realistico su cui puoi lavorare oggi. Mantenete i vostri obiettivi piccoli e raggiungibili e assicuratevi di celebrare ogni piccola vittoria.

Aspettatevi di essere fiduciosi

Sapevi che le aspettative sono la fede nelle azioni? A questo punto, hai già immaginato di essere fiducioso e come questo ti farebbe sentire. Quando sei sicuro di te, parlerai, agirai e ti muoverai in modo sicuro e con tanto zelo mentre persegui i tuoi obiettivi. Questo è quando sai di avere la vista, le emozioni e le azioni di una persona sicura di sé. In altre parole, sarete meglio posizionati per raggiungere e superare le vostre aspettative. Quando ti aspetti di essere fiducioso, diventa una realtà.

Come abbiamo già detto, la fiducia non è qualcosa che accade durante la notte. Devi mettere costantemente in pratica questi consigli attuabili per mesi. Inizia scrivendo i modi in cui intendi applicare questi piani d'azione. In questo modo, sai esattamente come sarebbe agire verso il tuo obiettivo. Quando agite, iniziate a realizzare enormi miglioramenti nella vostra fiducia, e presto questo si traduce in una solida fiducia, felicità, gioia e successo finale nella vita.

Capitolo 6

Come identificare e superare il comportamento autolesionista

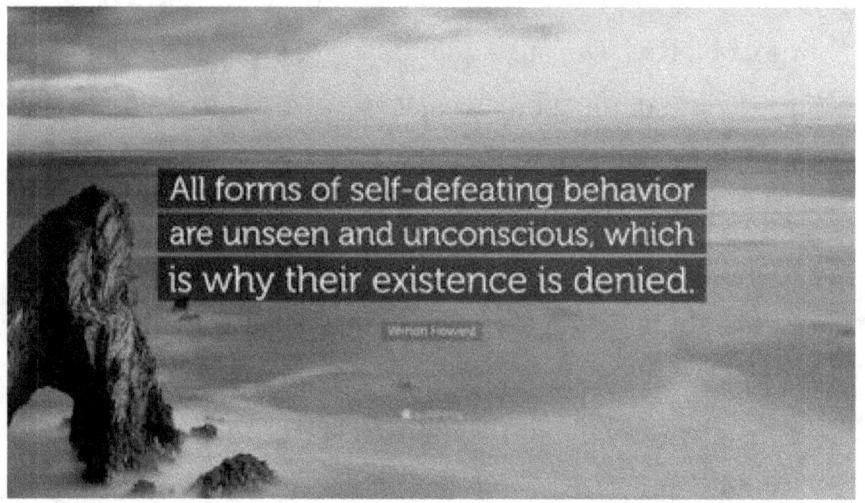

Pensieri autolesionisti. Di solito non ci rendiamo conto di averli, eppure sono abbastanza forti da dettare le nostre scelte. Sono abbastanza forti da guidare la nostra vita in direzioni particolari, direzioni che potrebbero non essere di sostegno o salutari, direzioni che potrebbero non risultare in una vita appagante. E tutto ciò che vediamo è negativo.

Le idee autodistruttive sono automatiche e abituali, marginalmente al di sotto della nostra coscienza. Questi pensieri ci dicono che non siamo abbastanza bravi, degni o meritevoli di essere gioiosi, facendoci perdere la decisione di procedere verso il nostro potenziale.

La sovralimentazione e il comportamento sgradevole possono seriamente abbassare il modo in cui ci si sente con se stessi. A volte è proprio questo il punto. Traumi nel corso della vita possono farti sentire come se non meritassi di essere attraente, socialmente soddisfatto o finanziariamente stabile.

Potresti aver bisogno di un aiuto professionale per cambiare totalmente questo atteggiamento, ma ci sono anche alcune cose che puoi fare da solo. Le vedremo presto.

Nel frattempo vediamo quali sono i tratti che caratterizzano una persona autodistruttiva.

3 segni di comportamento autolesionista

Questo tratto sfavorevole inizia comunemente nella prima età adulta e in varie circostanze. Gli individui che hanno questo tipo di personalità sono più inclini a stare lontani dalle esperienze che gli faranno piacere. Raramente o mai hanno relazioni durature o di successo con gli amici, la famiglia o anche una persona speciale.

Ci sono anche casi in cui l'individuo che esibisce comportamenti autolesionisti si impegna in relazioni di cui soffre. Se volete sapere se voi o qualcuno che conoscete ha questo tipo di comportamento, dovete identificare 3 dei segni più comuni.

1. Se si controllano le relazioni di coloro che hanno questo comportamento, un segno sicuro è che non ne avranno mai una duratura e fruttuosa. Nella maggior parte dei casi, preferiscono scegliere situazioni indesiderabili che porteranno

solo a fallimenti, maltrattamenti e persino insoddisfazione. Anche se sanno che ci sono altre opzioni che hanno risultati più favorevoli, scelgono comunque quelle che porteranno solo tristezza e frustrazione.

2. Gli individui che hanno questo comportamento rifiutano qualsiasi possibilità di essere felici. Non si impegnano in nessuna attività appagante anche se hanno la possibilità di socializzare, incontrare nuovi amici e divertirsi nel processo. Non vogliono stare con persone buone. Rifiutano costantemente coloro che li trattano bene. Quando si tratta di scegliere un partner, preferiscono sceglierne uno che gli fornisca una relazione poco soddisfacente.

3. Gli individui che hanno questo tipo di comportamento non accetterebbero mai alcun aiuto da altre persone. Tuttavia, forniscono agli altri un aiuto eccessivo che non è stato sollecitato. Inoltre, gli individui con comportamenti autolesionisti sono capaci di aiutare gli altri a raggiungere i loro obiettivi. Tuttavia, quando si tratta di se stesso, lui o lei è incapace di raggiungere qualsiasi cosa sia desiderata o voluta. Questi individui usano questo tipo di comportamento per affrontare la loro vita quotidiana. Questo impedisce loro di essere felici e di avere successo. Come potete vedere, avere questo tipo di atteggiamento non porterà nulla di buono alla propria vita. Diventerà solo un circolo vizioso non a meno che non si prendano provvedimenti per liberarsene.

Questi sono segni che potresti avere l'SDB. Devi anche ammettere a te stesso che potresti avere un problema, perché l'SDB è un problema che peggiora progressivamente. Per interrompere il ciclo di escalation, devi riconoscerlo come un problema. È più facile a dirsi che a farsi, ma ricorda che il primo passo è sempre l'identificazione del problema.

Questo è il fondamento del processo di scoperta. Senza sapere qual è il problema non si può andare avanti. Proprio come qualsiasi approccio scientifico a un problema, è necessario iniziare definendo il problema e procedere da lì.

Capire l'origine di tutto questo

Quali sono le origini di questo comportamento? Questi comportamenti non nascono spontaneamente. È necessario riesaminare e guardarsi bene per essere in grado di identificare l'origine di questo particolare tratto.

Spesso i pensieri autodistruttivi nascono dall'infanzia. Questo è quando creiamo valutazioni per garantire la nostra sicurezza e per proteggere i nostri cari, le stesse persone da cui dipendiamo per il sostentamento.

Per esempio, se i tuoi genitori sono stati molto controllanti e hanno quasi sempre fatto le tue scelte per te, allora ti hanno tolto la proprietà delle tue decisioni, il che significa che non ti sentivi responsabile delle conseguenze delle tue azioni. Quindi cosa succede? Iniziate a dare la colpa ad altre persone e mentre lo fate cadete in uno schema di colpevolizzazione di coloro che vi circondano. L'origine di questo è stato un problema con la tua relazione con i tuoi genitori.

Quello che devi fare è ripensare alla prima volta che hai esposto l'SDB e ricordare gli eventi che stavi vivendo in quel periodo. Queste domande possono aiutarti a scavare più a fondo:

- Che tipo di problemi avete riscontrato?
- Quale grande evento ha scatenato la prima volta il tuo SDB?
- Cosa ti ha fatto veramente male?
- Quali sono state le sue emozioni al riguardo?
- Qual è stata la sua reazione a questo?

Questo tipo di domande vi aiuterà a rinfrescare la memoria per aiutarvi a ricordare la situazione di fondo in quel periodo. Ricordati di tenere tutte queste informazioni in un diario in modo da poterle ricordare facilmente. Devi identificare il problema e cercare di ricordare qual era la tua situazione in quel periodo. Questo vi aiuterà a determinare e capire se qualcuno di questi ha avuto un impatto sul tratto sfavorevole che avete attualmente.

A volte le persone giudicano male l'origine perché si aspettano che derivi da un incidente super traumatico nella loro vita. Tuttavia, è abbastanza possibile che le origini possano essere abbastanza banali. Ciò significa che è necessario tracciare attentamente la storia del vostro comportamento autolesionista. Per esempio, potrebbe essere che l'origine del vostro SDB sia stato un rifiuto da parte di una donna alle medie. Questo perché non tutte le persone sono uguali, alcune persone sono più sensibili di altre e alcune persone prendono il rifiuto in modo diverso dalle altre. Molto spesso, la risoluzione del problema si ottiene capendo quali bisogni sono rimasti insoddisfatti.

9 modi per rompere il ciclo del comportamento autolesionista

Lo standard dei nostri pensieri ha un impatto non solo su come agiamo e interagiamo con il mondo, ma sul modo in cui vediamo noi stessi e, in definitiva, su ciò che crediamo di essere efficaci. Questo è il motivo per cui è così importante riconoscere e lavorare su pensieri autodistruttivi, o valori e idee profondamente radicate che sono intrinsecamente limitanti.

Una cosa è rendersi conto che si sta avendo un pensiero autodistruttivo. La maggior parte delle persone sono abbastanza consapevoli da riconoscere quando sono in un modello di pensiero negativo. Ma la parte difficile è cambiarlo. Ecco 9 consigli per aiutarvi ad iniziare.

1. Sapere cosa ti fa scattare

Il primo passo è identificare questi pensieri. Spesso i pensieri autolesionisti possono includere le parole "sempre" o "mai". Per esempio: *"non mi riprenderò mai"*, *"non potrò mai concentrarmi"*, *"non potrò mai portare a termine il lavoro"*, *"sono sempre il meno attraente"*, *"sono sempre peggio degli altri"*, ecc.

Un altro modo per riconoscere questi pensieri è chiedersi: "Come mi sento, emotivamente e fisicamente, mentre sento questo pensiero? Questo pensiero mi sta dando energia o me la sta togliendo? Se vi sentite limitati, allora l'autocritica è inutile piuttosto che un'auto-riflessione costruttiva".

Non appena avete identificato i pensieri autolesionisti che avete, concentratevi sul fatto che li vivete. Questo può aiutarvi a capire quali situazioni e individui li scatenano.

2. Creare una lista breve

Scrivete i vostri pensieri autolesionisti su un pezzo di carta, questo vi aiuterà sicuramente a capire quale emozione sta dietro alcuni dei vostri comportamenti dannosi.

Elenca almeno dieci sentimenti. Buoni esempi sono i sentimenti di rifiuto, manipolazione, imbarazzo e anche di essere feriti fisicamente o emotivamente. Questi sono molto meglio che scrivere quelli generali come la rabbia.

3. Scrivi quello che pensi

Subito dopo aver creato un elenco breve, è necessario scrivere le cose a cui si pensa comunemente ogni volta che si scatenano sentimenti come questi. Questa volta, puoi essere il più generale possibile. Per esempio, se vi sentite rifiutati, potete scrivere un'affermazione generale relativa a ciò che potreste pensare, come nessuno si preoccupa di voi e che non troverete mai qualcuno su cui poter contare.

4. Presta molta attenzione ai tuoi pensieri

Dopo aver elencato tutti i pensieri associati ad ogni sensazione scatenante, il passo successivo è quello di concentrarsi su questi pensieri. Cerca di pensare a situazioni piacevoli e pensa a come ti sei sentito durante quel giorno. La situazione a cui penserete deve essere il diretto opposto di un pensiero legato a una sensazione scatenante. Questo vi aiuterà a capire che se siete di buon umore e in uno stato d'animo positivo, vedrete le cose in modo diverso.

5. Sostituisci "non posso" con "non voglio".

Quando vi sentite particolarmente a disagio, è facile iniziare a credere che non potete fare qualcosa, quando in realtà è più vero che probabilmente non volete farlo, perché ha il potenziale di farvi sentire super a disagio. Sostituite le idee "non posso" con "non voglio". Non lasciate che la vostra ansia eclissi la vostra capacità.

6. Sostituire "devo" con "posso".

Così spesso diamo la nostra vita per scontata, non riuscendo a tenere a mente che ciò che abbiamo oggi è ciò che una volta abbiamo solo immaginato. Un modo eccellente per ricordarsi di questo è sostituire il termine "devo" con "posso". Piuttosto che: "Devo finire questo progetto", credete: "Posso finire questo progetto".

7. Tieni presente che stai mettendo in luce te stesso.

Nessuno sta pensando a te con la stessa frequenza, scrutinio e attenzione che hai tu. Nessuno. Come possiamo saperlo?

Perché sono tutti troppo occupati a mettere in luce se stessi. Nessuno si sta concentrando sulla tua vita come te, né stanno giudicando, pungolando o facendo supposizioni su di te come fai tu sulla tua testa.

8. Smettete di confondere l'onestà con la verità.

Puoi sentire onestamente qualcosa, ma non significa che sia la verità. L'onestà è trasparenza, significa esprimere solo ciò che si sta vivendo e percependo. La verità è diversa, è oggettiva. Capire la differenza è un must.

9. Cercare aiuto

Liberarsi di questo tipo di comportamento non è mai facile e non può essere fatto da un giorno all'altro. Pensare a cose buone ogni volta che ci si sente male aiuterà. A parte questo, sarà anche molto meglio se avete una persona di supporto che può aiutarvi a passare attraverso l'intero processo di sbarazzarsi di questo tipo di comportamento.

Inizia a cercare una persona sicura, solidale e gentile - un amico, un mentore, un professionista della salute mentale o una persona del clero - che ti aiuti a determinare le convinzioni sbagliate che ti stai portando dietro senza nemmeno rendertene conto.

La prossima volta che ti sentirai impantanato dai tuoi pensieri indesiderati o dai tuoi comportamenti autolesionisti, segui queste facili strategie per uscire dalla routine ogni volta. E ricorda: non hai bisogno di essere le tue idee, abitudini o atteggiamenti. Tu non sei il tuo comportamento. Hai sempre la capacità di cambiare la tua mentalità per navigare fuori dalle difficoltà.

La Mindfulness può fornirvi gli strumenti necessari per riprogrammare il vostro condizionamento, richiede un po' di lavoro, ma i benefici sono inestimabili.

Infine, puoi impegnarti in attività fisiche e divertenti. Questo vi aiuterà a capire che c'è di più nella vita che essere soli, tristi, frustrati e altri sentimenti negativi.

Capitolo 7
Meditazione per costruire la fiducia in sé stessi

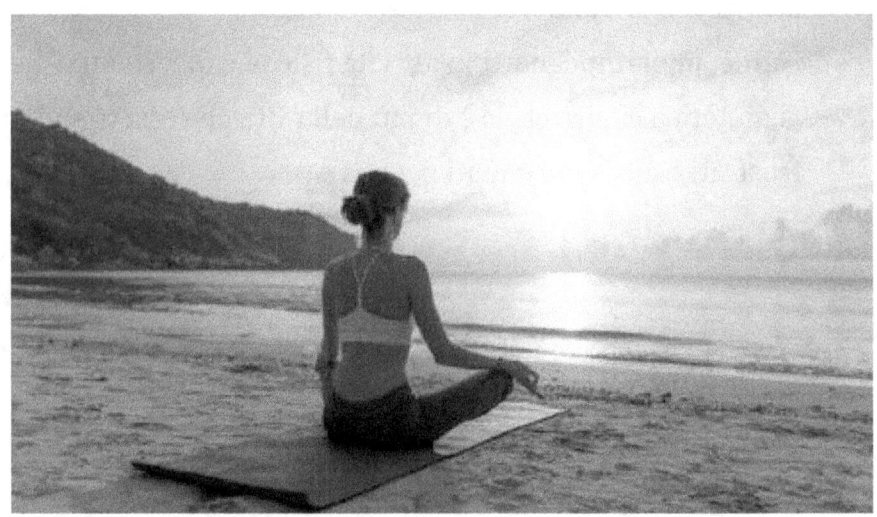

Un altro incredibile strumento per migliorare la tua fiducia è la meditazione.

Molte persone sono riluttanti a dare una possibilità alla meditazione, pensando che sia in qualche modo mistica o associandola solo alla religione e alla filosofia orientale.

Questo non è affatto ciò che la meditazione è in realtà.

Invece, la meditazione è semplicemente l'atto di concentrazione - di scegliere consapevolmente come dirigere la propria attenzione e decidere su cosa concentrarsi.

Abbiamo già visto come le ruminazioni e le preoccupazioni possono finire per renderci ansiosi e danneggiare la nostra fiducia. La meditazione ci dà la capacità di decidere a cosa vogliamo pensare - il che può includere il non pensare proprio a niente. Spesso, la meditazione consiste semplicemente nel calmare la mente e nel liberarla. Una volta che si diventa bravi, si può quindi distaccarsi dai propri pensieri o rimuoverli completamente in qualsiasi momento.

La prossima volta che siete nel panico di parlare in pubblico, potete semplicemente scegliere di superarlo e lasciare andare la vostra ansia - il che è incredibilmente potente.

La meditazione coinvolge anche la respirazione praticata, che è uno dei modi più efficaci per superare lo stress. Questo perché la nostra respirazione è strettamente legata alla nostra risposta allo stress e ai nostri sistemi nervosi simpatico e parasimpatico. Quando siamo stressati, respiriamo più rapidamente per far arrivare più sangue ai muscoli e al cervello. Quando rallentiamo questa respirazione, ha l'effetto opposto e ci aiuta a riportarci nello stato più calmo conosciuto come 'riposo e digestione'.

Col tempo, gli studi dimostrano che praticare la meditazione può aiutarci ad essere più calmi, più felici e più logici. Possiamo elevarci al di sopra delle cose che non contano e concentrarci solo su quelle che contano. Non solo, ma aumenta effettivamente la dominanza delle onde cerebrali più lente e calme. E aumenta lo spessore corticale e il numero di connessioni neurali nel cervello. In breve, la meditazione è incredibilmente buona per la tua potenza cerebrale e anche per le prestazioni.

Quindi, contrariamente alle credenze popolari, i benefici della meditazione sono evidenti in quantità variabili immediatamente. Meditare ogni tanto è fantastico e vedrai un cambiamento con ogni sessione che farai. Tuttavia, una regolare pratica quotidiana di meditazione è la chiave per sperimentare la piena forza dei benefici in aumento esponenziale.

Come iniziare con la meditazione

Le seguenti quattro tecniche di meditazione vi aiuteranno a liberare la mente e a concentrarvi sulla visualizzazione della fiducia. Vi aiuteranno a impiantare nuovi sistemi di credenze nel vostro subconscio e vi aiuteranno a pensare e ad agire con fiducia.

1. Meditazione consapevole

La meditazione di Mindfulness è la pratica di liberare la mente e concentrarsi solo sul qui e ora senza cercare di cambiare nulla e senza giudizio. Impegnarsi in questa pratica ogni giorno vi permetterà di controllare lo stress e l'ansia.

Più ci lavorate, più forti diventeranno il vostro potere di consapevolezza e la vostra resistenza. Quando si inizia una routine di meditazione di consapevolezza, è meglio iniziare con quantità più brevi di tempo e aumentare la durata lentamente.

Si vuole anche praticare la meditazione alla stessa ora ogni giorno. Più si pratica in modo regolare e costante, migliori saranno i risultati.

Ecco i passi per iniziare la tua pratica quotidiana di meditazione mindfulness.

Passo 1: trovare un posto comodo per sedersi o sdraiarsi. Stare seduti è spesso meglio perché è meno probabile che ci si addormenti.

Passo 2: Impostare un timer. Quando si inizia con la pratica, è meglio mantenere la sessione intorno ai dieci minuti. Tuttavia, puoi certamente aumentare questo tempo se senti di essere in grado di sostenere una sessione più lunga.

Passo 3: Iniziare a fare respiri calmi. Prestare attenzione a come si sente il respiro che entra nel naso, scende nei polmoni e torna fuori dal naso. Prestare attenzione a come lo stomaco o il petto si alza e si abbassa con ogni respiro. È essenziale che tu non cambi la tua respirazione o che tu non dia alcun giudizio. Respira normalmente e concentrati semplicemente sul tuo respiro e sul tuo corpo.

Passo 4: Poi, vuoi fare una scansione del corpo. Inizia dalla cima della tua testa. Notate come ci si sente. Poi, scendi verso il tuo viso. Che aspetto ha la parte posteriore delle tue palpebre? Come sono le labbra, il naso e il mento? Continua questo processo mentre scendi lungo tutto il corpo. Presta attenzione alle sensazioni e alla temperatura. Nota se c'è qualche tensione nel tuo corpo, ma non cercare di cambiare o fissare nessuna delle sensazioni. Questo processo consiste semplicemente nel notare le sensazioni e andare avanti.

Passo 5: Dopo aver completato la scansione del corpo, presta attenzione ai rumori intorno a te. Per prima cosa, nota i suoni del tuo corpo. Sei in grado di sentire il tuo respiro? Concentrati solo su quel suono. Poi, concentrati sui suoni che ci sono nella stanza. Quali rumori ci sono nello spazio? Poi passa ai rumori fuori dallo spazio. Quali rumori puoi sentire? Infine, concentra la tua attenzione sui rumori fuori dal tuo spazio vitale. Riesci a sentire qualcosa?

Passo 6: Infine, presta attenzione a come ci si sente ad essere nel momento. Lascia che i pensieri che entrano nella tua mente escano di nuovo. Non giudicarti per essere uscito da uno stato di consapevolezza e non giudicare i pensieri che entrano nella tua mente. Non attaccare nessuna emozione a niente. Concentrati semplicemente su ogni sensazione che senti.

Passo 7: Se trovi che una delle tecniche funziona meglio per te, esegui il resto della tua sessione usando quella tecnica, altrimenti, semplicemente "sii" finché il tuo timer suona.

2. Meditazione di respirazione

Questa tecnica aiuta a focalizzare e calmare la mente, mentre rilassa fisicamente il corpo. Come con la meditazione di consapevolezza, vorrete impostare un timer in modo da potervi concentrare esclusivamente sul vostro respiro senza dovervi preoccupare del tempo.

Ogni volta che vi sentite sopraffatti, questa tecnica può essere estremamente benefica. È facile da praticare perché si può fare ovunque.

Per prepararti a questa pratica di meditazione, puoi sdraiarti o sederti su una sedia con gli occhi aperti o chiusi. Per un rilassamento più profondo, si raccomanda di sedersi o sdraiarsi in uno spazio tranquillo con gli occhi chiusi.

Fai inspirazioni profonde nello stomaco, ed espira completamente fino a svuotare tutta l'aria dai tuoi polmoni, facendo in modo che ogni respiro sia ritmico e coerente. Durante questa tecnica, inspirate profondamente fino a quando la pancia sale ed espirate completamente quando lo stomaco crolla e si tira dentro. La lunghezza di ogni respiro non è tanto importante quanto la coerenza durante tutta la sessione.

3. Visualizzazione

Questo tipo di pratica di meditazione vi permetterà di immaginare voi stessi agendo con fiducia in tutte le situazioni. Potete usare la visualizzazione prima di qualsiasi evento significativo che vi causa ansia o usarla quotidianamente per aiutarvi a costruire la vostra sicurezza nel tempo. Segui i passi qui sotto per iniziare a praticare la visualizzazione.

Passo 1: Inizia la tua sessione con qualche giro di respirazione calma e controllata. Concentrati solo sul tuo respiro fino a quando sia il tuo corpo che la tua mente si rilassano.

Passo 2: Una volta che sei in uno stato rilassato, pronuncia il seguente mantra: "Sono fiducioso" e senti che la fiducia prende tutto il tuo essere.

Passo 3: Nella tua mente, immagina una bolla chiara e protettiva che si forma intorno a te. Questo è uno scudo dove nulla di negativo può entrare. Immagina di essere al sicuro, protetto e di irradiare autostima nella bolla.

Passo 4: Immagina la giornata che ti aspetta. Immagina di affrontare con fiducia ogni situazione, protetto da questa bolla di autostima. Cammini a testa alta, interagisci con gli altri con sicurezza, parli con assertività e non dubiti mai di te stesso.

Passo 5: Mentre immagini ogni situazione, continua a lasciarti riempire di fiducia. Visualizza che sai sempre esattamente cosa dire. Gli altri ti vedono come una persona di successo e sicura di sé. Sei traboccante di felicità, positività e sicurezza.

Passo 6: Continuate questo processo fino a quando non avete esaminato ogni evento imminente. Termina la sessione di meditazione affermando: "Vivrò questo giorno irradiando autostima e in pace con me stesso in tutte le situazioni". Quindi il segreto per visualizzare correttamente è sempre quello di visualizzare ciò che vuoi come se lo avessi già ottenuto. Invece di sperare di ottenerlo o di costruire la fiducia che un giorno accadrà, vivete e sentite come se vi stesse accadendo oggi. Ad un certo livello capite che questo è semplicemente un trucco psicologico, ma la mente subconscia non può distinguere tra ciò che è reale e ciò che è immaginato. Il vostro subconscio agirà sulle immagini che vi create dentro, che rappresentino o meno la vostra realtà attuale.

4. Ancoraggio

L'ancoraggio è una tecnica di Programmazione Neuro-Linguistica che viene usata per indurre uno stato d'animo o un'emozione. È un condizionamento che si forma quando una persona evoca un sentimento e lo accoppia con un gesto o un tocco di qualche tipo.

Per praticare questa tecnica, è necessario entrare in uno stato meditativo.

Usa la mindfulness, la respirazione o qualsiasi combinazione per iniziare. Poi, vuoi pensare a un'emozione che vuoi condizionare; può essere successo, fiducia, rilassamento o felicità. Ora, immagina un momento della tua vita in cui hai sperimentato l'emozione desiderata.

Se aspirate a sentirvi sicuri di voi stessi, pensate a un momento del vostro passato in cui avete sperimentato la fiducia. Forse, è stato quando hai ricevuto il miglior voto in una classe, o quando la tua squadra di calcio del liceo ha vinto il campionato statale.

Immaginate nella vostra mente quel momento e sperimentate le emozioni come se stessero accadendo in quel momento. Mentre senti l'emozione, tieni insieme l'indice e il pollice. Rilassati per qualche secondo, poi re immagina l'esperienza con un maggiore stato di sentimento e riunisci di nuovo il pollice e l'indice.

Ripeti questo processo da tre a cinque volte. Ripetendo questo esercizio ogni giorno, quando unisci il pollice e l'indice, alla fine proverai la stessa emozione, indipendentemente dalla circostanza.

Potete usare questa tecnica per ricondizionare il vostro pensiero. Per esempio, se ancorate un sentimento di fiducia, ogni volta che sperimentate sentimenti di sopraffazione o di dubbio, potete usare questo ancoraggio per stimolare uno stato positivo e fiducioso.

L'ancoraggio può essere usato anche con altre tecniche di visualizzazione. Per esempio, una volta che avete fissato la vostra ancora, potete visualizzare di essere fiduciosi nelle vostre attività attuali o future.

Coinvolgete l'ancora semplicemente mettendo insieme l'indice e il pollice e sperimentate la risposta emotiva di fiducia, rendendo la vostra visualizzazione più reale.

Capitolo 8

Come usare efficacemente le affermazioni per una solida fiducia

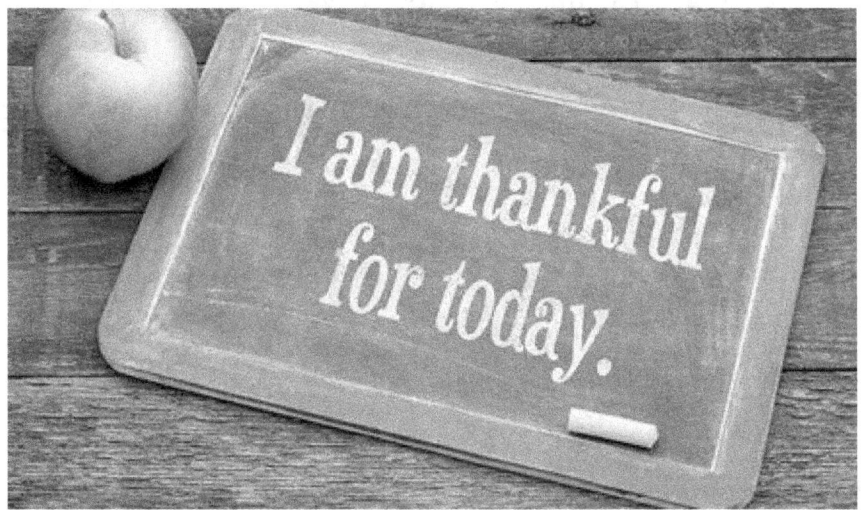

Le affermazioni sono affermazioni di self-talk e meglio presentate al subconscio. Queste immagini fresche sono viste come "credibili" dal subconscio e sono collocate nell'area del subconscio che ha a che fare con il potere di aumentare la capacità di tirare fuori particolari ricordi potenti con meno lavoro.

Attraverso queste immagini speciali, una persona può sviluppare gli strumenti interiori per la mentalità corretta per ottenere la fiducia, lasciando che i ricordi e le immagini siano trasportati nel qui e ora dove sono utilizzati per migliorare la mentalità che è fondamentale per la fiducia concreta.

Le affermazioni possono aiutarvi a cambiare i comportamenti avversi o a raggiungere la mentalità corretta, e allo stesso modo possono aiutare ad annullare i danni causati dagli script negativi, quelle cose che ci diciamo ripetutamente che si aggiungono ad una percezione negativa di noi stessi e influenzano il nostro successo.

Ora che hai capito l'importanza delle affermazioni, vediamo come usarle per ottenere il miglior risultato con il minimo sforzo.

Come usare le affermazioni

Un modo potente per lanciarsi nell'uso delle affermazioni per la fiducia concreta è quello di scriverle su un cartoncino e leggerle durante la giornata. Più le pratichi, più profonde saranno le nuove convinzioni. I momenti migliori per rivedere le tue affermazioni sono la prima cosa al mattino, durante il giorno e prima di andare a dormire.

Ma vediamo più in dettaglio come massimizzare la loro efficacia applicando questi consigli pratici:

- Usa le affermazioni mentre mediti. Dopo esservi rilassati in uno stato d'animo profondo, tranquillo e meditativo, immaginate di essere già diventati sicuri di voi stessi e di sapere come gestire qualsiasi situazione. Immaginatevi nello scenario fisico o nell'ambiente che vorreste, la casa che vi piace e che trovate confortante, attirando un sacco di persone nella vostra vita e ricevendo apprezzamento e un'adeguata ricompensa finanziaria per i vostri sforzi. Aggiungete qualsiasi altro dettaglio che sia essenziale per voi, come la promozione che volete, le persone che volete incontrare mensilmente, e così via. Cerca di avere la sensazione in te stesso che questo sia possibile; sperimentalo come se stesse già accadendo. In breve, immagina esattamente come vorresti che fosse, come se fosse già così!

- Prova a stare davanti a uno specchio e usa le affermazioni guardandoti negli occhi. Se puoi, ripetile ad alta voce con passione. Questo è un modo potente per cambiare le tue convinzioni limitanti molto rapidamente.
- Se trovate difficile credere che un'affermazione si realizzi, aggiungete "scelgo di" all'affermazione. "Scelgo di essere più fiducioso", per esempio, o "scelgo di ottenere una promozione".
- Fai una registrazione con la tua voce e suonala mentre ti appisoli. Alcuni individui giurano su questa tecnica.
- Allega emozioni positive alle tue affermazioni. Considera come ti farà sentire il raggiungimento del tuo obiettivo, o considera quanto è bello sapere che stai riuscendo a diventare più sicuro di te. L'emozione è un carburante che rende le affermazioni più potenti.
- Se non volete che la gente sappia delle vostre affermazioni di fiducia, mettete semplicemente i vostri promemoria in luoghi discreti. Ricordate, però, che è

essenziale che li vediate spesso, o non vi serviranno a niente.

- Se ti ritrovi a ripetere a pappagallo le parole delle tue affermazioni, invece di concentrarti sul loro significato, cambia affermazione. Potete continuare ad affermare gli stessi obiettivi o caratteristiche, naturalmente, ma riformulare le vostre affermazioni può rigenerare la loro efficacia.

Bene, ora che conoscete i modi e i momenti migliori per usare le affermazioni, il prossimo passo sarà quello di creare le vostre affermazioni. Ecco come fare.

Crea le tue affermazioni

- Considera i tuoi attributi positivi. Fai un bilancio di te stesso facendo una lista delle tue migliori qualità, abilità o proprietà aggiuntive. Sei abile nel conoscere nuove persone? Scrivilo. Sei un buon oratore? Fallo presente. Scrivi ogni qualità in una breve frase, iniziando con "io" e usando il tempo presente: "Sono abile nel conoscere nuove persone", per esempio, o "Sono un buon oratore". Queste affermazioni sono affermazioni di chi sei. Raramente giriamo intorno alle cose che ci piacciono sinceramente di noi stessi, scegliendo piuttosto di soffermarci sulle cose che non ci piacciono. Una lista vi aiuterà a rompere questo ciclo, e usare queste affermazioni per aiutarvi ad apprezzare chi siete vi darà la fiducia necessaria per accettare le vostre affermazioni.

- Considerate quali copioni negativi vorreste neutralizzare o quali obiettivi positivi di fiducia vorreste raggiungere. Le affermazioni possono essere molto utili per contrastare le percezioni negative che avete acquisito sulle vostre capacità di essere fiduciosi o di avere successo in una nuova impresa. Le affermazioni possono anche aiutarvi a realizzare obiettivi specifici, come incontrare nuove persone o realizzare un business di successo. Fate una lista dei vostri obiettivi o delle percezioni negative di voi stessi che vorreste modificare.

- Dai la priorità alla tua lista di questioni su cui lavorare. Potreste scoprire che avete molti obiettivi o che avete bisogno di molte affermazioni diverse. È meglio, però, girare intorno a solo un paio di affermazioni alla volta, quindi scegliete quelle che sono più cruciali o più urgenti e lavorate prima di tutto con quelle. Quando vedrete dei miglioramenti in quelle aree o raggiungerete quegli obiettivi, potrete formulare nuove affermazioni per altri punti della vostra lista.

- Usa le affermazioni positive da sole come contro scritture, o aggiungi altre affermazioni per modellare il tuo comportamento con e sulla tua fiducia nel futuro. Le affermazioni che userete per modellare i cambiamenti futuri dovrebbero seguire la stessa forma.

Dovrebbero iniziare con "io" ed essere concise, chiare e positive. Ci sono 2 forme di affermazioni orientate al futuro che puoi utilizzare per lavorare verso gli obiettivi.

- o Affermazioni "Io posso": scrivi una dichiarazione che affermi il fatto che puoi realizzare il tuo o i tuoi obiettivi. Per esempio, se volete uscire con una nuova persona, un'affermazione come "Posso uscire con una nuova persona" è un buon inizio. Diversi esperti raccomandano di evitare qualsiasi forma di connotazione negativa.
- o Dichiarazioni "Io farò": scrivi una dichiarazione in cui affermi che oggi utilizzerai davvero la tua capacità di realizzare il tuo obiettivo. Così, seguendo l'esempio precedente, potresti dire: "Uscirò con una nuova persona". Di nuovo, l'affermazione dovrebbe usare un linguaggio positivo e dovrebbe esprimere chiaramente ciò che farai oggi per realizzare l'obiettivo a lungo termine di essere più sicuro di te.

- Abbina alcuni dei tuoi attributi positivi ai tuoi obiettivi. Quale dei caratteri positivi ti aiuterà a realizzare gli obiettivi che hai fissato? Se stai affrontando il modo di parlare a persone nuove, per esempio, potresti aver bisogno di coraggio o di audacia. Seleziona le affermazioni per sostenere ciò di cui avrai bisogno.

- Rendete visibili le vostre ripetizioni in modo da poterle utilizzare. La ripetizione è la chiave per rendere efficaci le affermazioni. Vuoi considerare le tue affermazioni più volte al giorno, quotidianamente.
- Procedete usando le vostre affermazioni. Più affermate qualcosa, più la vostra mente l'accetterà con fermezza. Se stai cercando di realizzare un obiettivo a breve termine, usa le tue affermazioni finché non l'hai realizzato. Se vuoi semplicemente usare le affermazioni come un controsenso, pratica ognuna di esse per tutto il tempo che vuoi.

Esempi di affermazioni

Per facilitare il tuo lavoro, ecco un esempio di lista di affermazioni positive che funzionano e che puoi usare per iniziare:

1. *Credo nelle mie capacità e abilità;*
2. *I miei errori sono visti come opportunità di crescita e di apprendimento;*
3. *Sono costantemente alla ricerca di una crescita per migliorarmi;*
4. *Ho potere sulle mie emozioni, non mi controllano;*
5. *Sono un leader senza paura;*
6. *Attiro relazioni amorevoli perché sono me stesso e le persone amano questo di me*
7. *Sono una centrale elettrica di produttività*
8. *Credo in me stesso così profondamente*

9. Realizzo tutto ciò che la mia anima è allineata con
10. Combatto i pensieri negativi con pensieri potenzianti
11. La fiducia mi viene naturale
12. Imparo e cresco ogni giorno
13. Ho il potere di cambiare me stesso
14. Ho una solida fiducia in me stesso e nella mia capacità di avere successo
15. La mia mente è aperta a tutte le possibilità che mi circondano
16. Affronto le mie paure, permettendomi di diventare più potente e creando ancora più fiducia in me stesso;
17. Il mio potere è illimitato;
18. Accetto di non poter cambiare il passato. Mi concentro sul mio futuro e vado avanti nella mia vita. Il mio passato non definisce chi sono oggi.
19. Mi fido della mia saggezza e del mio intuito. Sono l'unica persona che sa cosa è meglio per me.
20. La mia voce è importante e sono sicura di poter parlare quando voglio. La gente mi ascolta perché le mie parole hanno valore.

Ognuna di queste affermazioni vi aiuterà a ritrovare la fiducia in voi stessi in qualsiasi situazione e in qualsiasi campo. Credere in sé stessi è un viaggio quotidiano. E in questo percorso, le singole parole, così come le frasi, hanno la loro importanza da non sottovalutare.

Capitolo 9
Come fissare e raggiungere tutti i tuoi obiettivi

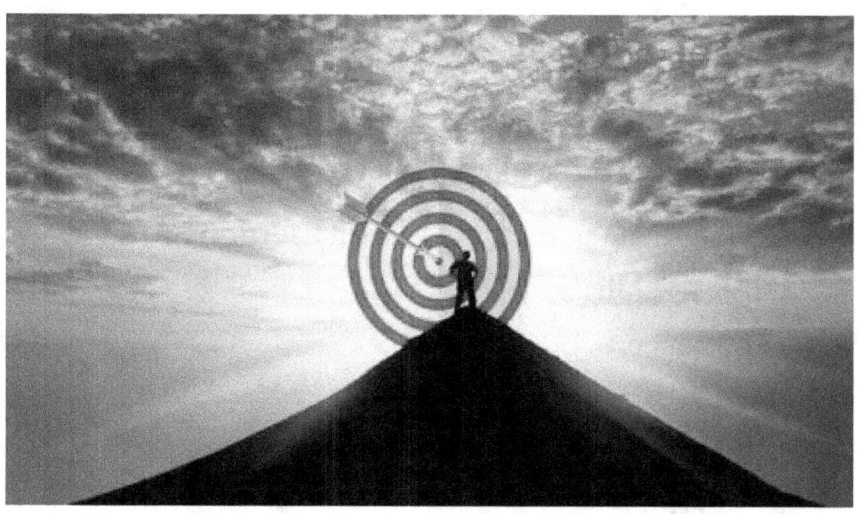

Nessuno nasce sapendo esattamente come fissare gli obiettivi o come raggiungere le cose che desidera nella vita. Come per altre cose, la definizione degli obiettivi è un'arte che deve essere imparata e perfezionata.

Raggiungere gli obiettivi è una parte cruciale del rafforzamento della fiducia in sé stessi: aiuta a modellare e aggiornare esattamente il modo in cui ci si definisce e allo stesso tempo aiuta ad aumentare il senso di realizzazione. Inoltre, fissare i tuoi obiettivi ti darà una visione a lungo termine e una motivazione a breve termine.

Più specificamente, la fissazione di obiettivi è un metodo molto importante per:

- Decidere cosa vuoi ottenere nella tua vita.
- Separare ciò che è importante da ciò che è irrilevante
- Motivare sé stessi.
- Costruire la vostra fiducia in voi stessi, basata sul raggiungimento di obiettivi di successo.

Un modo utile per rendere gli obiettivi più potenti e migliorare la produttività personale è usare il **metodo SMRRT**.

SMART significa:

S - Specifico

M - Misurabile

R - Raggiungibile

R - Rilevante

T - Time-bound (o Trackable).

Il metodo S.M.R.R.T. è stato sviluppato da Peter Drucker nel 1954. È un sistema per l'identificazione, la definizione e il perseguimento di obiettivi specifici e quantificabili.

Vediamo come funziona e analizziamo ogni punto in dettaglio.

Come usare l'approccio SMRRT per il raggiungimento degli obiettivi

1. Specifico

Il tuo obiettivo dovrebbe essere chiaro e specifico, altrimenti non sarai in grado di concentrare i tuoi sforzi o sentirti veramente motivato a raggiungerlo. Nel redigere il tuo obiettivo, cerca di rispondere alle seguenti domande:

- Cosa voglio realizzare?
- Perché questo obiettivo è importante?
- Chi è coinvolto?
- Dove si trova?
- Quali risorse o limiti sono coinvolti?

Più specifico puoi essere nella descrizione di ciò che vuoi ottenere, più alte saranno le possibilità di raggiungerlo.

2. Misurabile

È importante avere obiettivi misurabili in modo da poter seguire i propri progressi e rimanere motivati. Valutare i progressi ti aiuta a rimanere concentrato, a rispettare le tue scadenze e a sentire l'eccitazione di avvicinarti al raggiungimento del tuo obiettivo.

Un obiettivo misurabile dovrebbe affrontare domande come:

- Quanto?
- Quanti sono?
- Come faccio a sapere quando è stato realizzato?

3. Raggiungibile

Il vostro obiettivo deve anche essere realistico e raggiungibile per avere successo. In altre parole, dovrebbe estendere le vostre capacità ma rimanere comunque possibile. Quando si stabilisce un obiettivo raggiungibile, si può essere in grado di identificare opportunità o risorse precedentemente trascurate che possono avvicinarsi all'obiettivo.

Un obiettivo raggiungibile di solito risponde a domande come:

- Come posso realizzare questo obiettivo?

- Quanto è realistico l'obiettivo, sulla base di altri vincoli, come i fattori finanziari?

Questo non significa che dovete scegliere obiettivi troppo piccoli, facili da raggiungere o insignificanti: la soluzione migliore sta nel mezzo.

Dovete fissare degli obiettivi abbastanza grandi da eccitarvi e motivarvi a migliorare, ma abbastanza piccoli da essere possibili e raggiungibili.

4. Rilevante

Questo passo consiste nell'assicurarsi che il vostro obiettivo sia importante per voi e che si allinei anche con altri obiettivi rilevanti. Tutti abbiamo bisogno di supporto e assistenza per raggiungere i nostri obiettivi, ma è importante mantenere il controllo su di essi. Quindi, assicurati che i tuoi piani spingano tutti in avanti, ma che tu sia ancora responsabile del raggiungimento del tuo obiettivo.

Un obiettivo rilevante può rispondere "sì" a queste domande:

- Vi sembra utile?
- È il momento giusto?
- Corrisponde ai nostri altri sforzi/necessità?
- Sono la persona giusta per raggiungere questo obiettivo?
- È applicabile nell'attuale ambiente socio-economico?

5. Tempo

Ogni obiettivo ha bisogno di una data di destinazione, in modo da avere una scadenza su cui concentrarsi e qualcosa per cui lavorare. Questa parte dei criteri degli obiettivi SMRRT aiuta ad evitare che i compiti quotidiani abbiano la priorità sui tuoi obiettivi a lungo termine.

Un obiettivo legato al tempo di solito risponde a queste domande:

- Quando?
- Cosa posso fare tra sei mesi?
- Cosa posso fare tra sei settimane?
- Cosa posso fare oggi?

Lungo la strada, ci saranno ostacoli da superare e imprevisti che potrebbero farvi perdere tempo, tenetelo a mente quando associate una data a un obiettivo.

Infine, ricordate la cosa più importante: festeggiate quando avete raggiunto un obiettivo nel tempo stabilito.

Esempi di obiettivi intelligenti

Ora che sai cos'è un obiettivo intelligente, vedremo insieme alcuni esempi di pianificazione di successo usando obiettivi SMRRT.

OBIETTIVI NON INTELLIGENTI	OBIETTIVI SMART
Essere in buona forma fisica	*Perdere 10 kg entro il 1° luglio*
Avere un aumento di stipendio	*Avere un aumento di 200 euro entro il 1° ottobre*

Imparare bene l'inglese	*Superare l'esame TOEFL il 16 settembre*
Diventare uno scrittore	*Pubblicare un libro prima della fine dell'anno*

Come potete vedere, gli obiettivi a sinistra sono molto vaghi, generici, senza scadenza e assolutamente non misurabili. Gli obiettivi a destra, invece, sono molto più precisi, motivanti e raggiungibili. In breve... ti spingono all'azione! Ed è proprio questa la funzione principale di un obiettivo.

Altri consigli di base

Oltre all'approccio SMART, se vuoi raggiungere i tuoi obiettivi dovrai anche seguire questi 3 suggerimenti significativi:

1. Scriverli

Scrivere i vostri obiettivi assicura che pensiate ad ogni piccolo dettaglio e a come ogni compito sarà attuato per raggiungere l'obiettivo. Assicura anche che puoi ricordare i tuoi obiettivi perché la ricerca ha mostrato una forte correlazione tra la scrittura e la conservazione della memoria.

2. Seguire regolarmente i tuoi obiettivi

È importante che tu tenga traccia dei tuoi obiettivi regolarmente su base settimanale o mensile. Guardate indietro a dove siete arrivati e osservate quelle piccole vittorie di cui avete avuto bisogno durante il viaggio. Non date per scontati questi piccoli successi e non lasciateli assolutamente passare inosservati.

Ogni volta che realizzi uno di questi obiettivi, il tuo cervello sarà condizionato a concentrarsi su ciò che conta di più e comincerà a realizzare di più!

3. Visualizzare

L'altro consiglio importante è quello di immaginarsi di aver raggiunto gli obiettivi. Gli studi hanno dimostrato che le parti motorie del cervello si attivano quando si eseguono i compiti fisicamente. Uno studio aveva due gruppi: uno che praticava il pianoforte fisicamente e un altro che suonava il pianoforte mentalmente.

La cosa più interessante era che quelli che si esercitavano attraverso la visualizzazione erano altrettanto efficaci di quelli che si esercitavano fisicamente. Ciò significa che non c'è bisogno di praticare fisicamente qualcosa per diventare bravi in qualcosa. Questo studio spiega il potere della visualizzazione e anche tu dovresti usare la visualizzazione per migliorare in qualsiasi abilità o raggiungere qualsiasi obiettivo.

Smettila di procrastinare i tuoi obiettivi

Molte volte, abbiamo resistenza contro l'azione e il cambiamento quando abbiamo più bisogno di quei due. Si richiede un po' di disciplina, ma i benefici di smettere di rimandare le cose sono enormi.

Rimandare le cose le rende più difficili e spaventose. Non c'è niente di peggio e di più difficile che il persistere di lavori incompiuti. È come un peso in più sulla spalla che non ti permette di goderti quello che stai facendo. Provoca solo stress.

La maggior parte delle volte vi renderete conto che le cose che avete procrastinato possono davvero essere realizzate molto rapidamente con il vantaggio che in seguito vi sentirete molto più leggeri e ve ne dimenticherete.

Procrastinare è evitare qualcosa che dovrebbe essere fatto. È rimandare le cose sperando che migliorino senza fare davvero nulla al riguardo. Il problema è che la maggior parte delle volte le cose non migliorano da sole, ma peggiorano.

Molte volte, la ragione dietro la procrastinazione è la paura. Un'altra fonte è il sentirsi sopraffatti.

Stai procrastinando quando...

- ...non fare nulla piuttosto che quello che si dovrebbe fare.
- ...facendo qualcosa di meno importante di quello che si dovrebbe fare.
- ...facendo qualcosa di più significativo di quello che siamo destinati a fare.

La chiave per iniziare è semplicemente questa. Iniziare. Normalmente, iniziando, si costruisce abbastanza slancio per continuare. Basta concentrarsi sul fare il primo passo. E poi un altro. E un altro ancora. Questi piccoli passi si aggiungeranno ai risultati abbastanza rapidamente.

L'unica differenza tra le persone che raggiungono i loro obiettivi e quelle che non li raggiungono, tra le persone di successo e quelle senza successo è 1 cosa: agire. Tra un anno ti ringrazierai per aver iniziato adesso.

L'unica differenza tra quello che volete essere e quello che siete ora è quello che fate da ora in poi. Le vostre attività vi porteranno lì. Non sarà facile. Ci sarà da soffrire, avrete bisogno di forza di volontà, dedizione, pazienza e dovrete prendere alcune decisioni impegnative. Potreste anche aver bisogno di lasciare andare alcune persone. Molte volte sarà molto più facile rinunciare.

Sarai tentato di rinunciare diverse volte, ma ricorda una cosa: quando raggiungerai il tuo obiettivo, varrà tutto il sacrificio. "Vale la pena essere bombardati da e perdere il sonno per un lavoro che avrei potuto completare in un paio d'ore?" Il momento migliore per iniziare qualsiasi impresa è sempre ORA!

Mettendo insieme tutti questi suggerimenti sarete in grado di pianificare e realizzare i vostri obiettivi, aumentando così anche la vostra fiducia.

Capitolo 10

Come affrontare e superare un fallimento

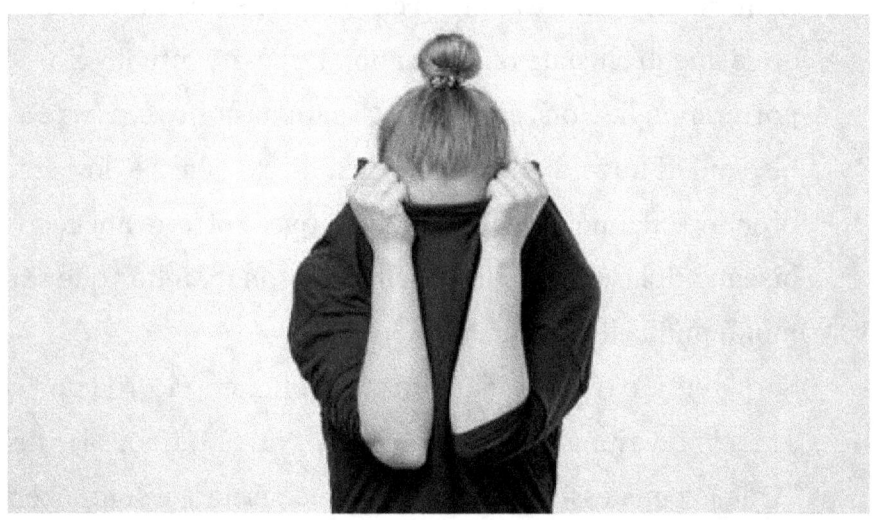

Spesso le cose non vanno bene. Si commette un errore, si ha un contrattempo o semplicemente si fallisce. Non è divertente. Ma non si può nemmeno evitarlo, a meno che non si eviti di fare qualsiasi cosa. Quindi è necessario imparare a gestire queste situazioni evitando di farsi trascinare dalla negatività. *"Non importa se si cade, o perché, ma come si reagisce alle cadute"*.

Il fallimento è una condizione essenziale per ogni grande successo. Se vuoi avere successo velocemente, inizia subito a collezionare fallimenti.

Avete mai visto un bambino imparare a camminare o ad andare in bicicletta?

Inciampare e cadere innumerevoli volte prima di raggiungere la meta agognata.

I bambini ci mostrano che gli errori sono opportunità di apprendimento. E che il fallimento è necessario se vogliamo raggiungere il successo.

Ecco 9 semplici promemoria da non dimenticare dopo un errore o un fallimento.

1. Accettare il fallimento

Anche se il fallimento è veramente spiacevole, dovete capire che è un'opportunità per imparare. Quando si cerca di creare qualcosa, bisogna accettare il fatto che le cose non saranno mai perfette, ed è per questo che i fallimenti sono destinati ad accadere di tanto in tanto.

Da ogni fallimento, chiedetevi cosa potete imparare da esso, e cosa farete diversamente la prossima volta. Questo vi assicurerà di poter implementare strategie adeguate nel vostro prossimo progetto per garantire che queste cose non accadano di nuovo. Una delle più grandi lezioni che puoi imparare è come fallire con grazia. In questo modo, si imparano le lezioni necessarie per aumentare la propria capacità di innovare.

2. Non c'è successo senza fallimento.

Una persona che non commette errori sarà in grado di raggiungere pochi obiettivi nella sua vita. Non è un paradosso: solo chi ha il coraggio di rischiare e fare errori può andare lontano. Chi ha paura di sbagliare sarà attento e probabilmente non fallirà mai, ma non andrà lontano.

È preferibile avere una vita piena di piccoli fallimenti da cui trarre importanti lezioni, piuttosto che una vita piena di rimpianti per non averci nemmeno provato.

3. Accetta le tue emozioni.

Non sei schiavo delle tue emozioni - anche se a volte sembra così. Sei l'unico responsabile delle tue emozioni. Non sono gli altri a causare le tue emozioni; è la tua risposta a ciò che gli altri fanno o dicono.

Le vostre emozioni derivano dalle vostre idee, e ormai avete imparato che potete allenarvi a controllare i vostri pensieri. Un'emozione è un potere in movimento, una risposta fisica ad un pensiero.

Non dovete avere paura delle vostre emozioni. Fanno parte di voi, ma non sono voi. Le emozioni sono semplicemente questo, e ogni emozione ha la sua funzione.

Non c'è niente di terribile nell'essere tristi, frustrati, arrabbiati o invidiosi di tanto in tanto, ma non appena notate che questo tipo di emozione si insinua dentro di voi, analizzate da dove viene.

Diventa un osservatore e vedi dove ti portano le tue emozioni. Osservale come le nuvole in un cielo blu. Accettale come se accettassi i giorni di pioggia. Quando controlli dalla finestra e piove, accetti che la pioggia faccia parte del clima meteorologico, giusto? Sapete che non significa che pioverà sempre. Solo perché appaiono in un momento nel tempo non significa che ci saranno per sempre.

Imparare a gestire le proprie emozioni, cioè percepirle, usarle, capirle e gestirle. Si fa come segue:

1. Percepisci ed esprimi le emozioni e permetti a te stesso di sentirle.
2. Facilitazione dei sentimenti. Chiediti come puoi provare un'emozione diversa.
3. Capire che l'emozione sta venendo fuori. C'è sempre un motivo e una convinzione intrinseca.
4. Modifica delle emozioni. Si capisce il motivo per cui l'emozione è stata provata.

Gestire le proprie emozioni ha enormi vantaggi: Ti riprendi più velocemente e meglio dai problemi e dagli inconvenienti. Sei in grado di evitare che le ansie si accumulino per rovinare le tue relazioni. Regolate i vostri impulsi e le emozioni contraddittorie. Rimani equilibrato e calmo anche nei momenti cruciali.

Solo perché oggi è doloroso non significa che domani non sarà fantastico. Devi solo perseverare, non arrenderti. Le cose migliori di solito accadono quando meno te lo aspetti. E nel frattempo, cerca di sorridere, ne varrà la pena.

4. Il pensiero positivo crea risultati positivi.

Se non ti piace qualcosa, cambiala. Se non puoi cambiarla, cambia il tuo modo di pensare, guarda la realtà da una prospettiva diversa. C'è sempre un angolo da cui le cose sembrano più rosee, più positive. Non piangersi addosso è una scelta completamente nelle tue mani.

Winston Churchill disse: "Il successo è passare da un fallimento all'altro senza perdere l'entusiasmo". La mente deve credere di poter fare qualcosa prima di poterla effettivamente fare. Il pensiero negativo crea risultati negativi, è vero, ma è vero anche il contrario: il pensiero positivo crea risultati positivi.

5. Il successo è sempre più vicino di quanto sembri.
Fai dei tuoi errori e fallimenti la tua motivazione, non la tua scusa. Gli errori ti insegnano lezioni importanti. Ogni volta che ne commetti uno, sei un passo più vicino al tuo obiettivo.

L'unico errore che può davvero farti male è la scelta di non fare nulla perché hai troppa paura di sbagliare. Il fallimento non è una caduta verso il basso, ma l'eccitante rincorsa prima di un'eccitante ascesa.

6. Tu non sei i tuoi errori.
Insieme alla vita non vi è stato dato il libretto di istruzioni. Accetta il fatto che farai degli errori, proprio come tutti gli altri.

Tu non sei i tuoi errori, non identificarti con essi: in qualsiasi momento hai l'opportunità di buttarti i tuoi errori alle spalle, modellare la tua realtà e decidere il tuo domani.

Non importa quanto complesso e doloroso sia stato il passato, il futuro è incontaminato, puro, una finestra spalancata sui vostri successi: cosa farne dipende solo da voi.

7. Le lezioni di vita più importanti si imparano in momenti inaspettati.

Non cerchiamo molte delle più grandi lezioni che impariamo nella vita. In realtà, impariamo le lezioni più importanti nei momenti peggiori e dagli errori più grandi.

Quindi sì, è vero, a volte ti sbaglierai, ma va bene così. Prima accettate questo fatto, più velocemente raggiungerete i vostri obiettivi.

8. Gli errori sono raramente così gravi come sembrano.

Fallimenti, errori e battute d'arresto sono raramente così rilevanti come possono sembrare a prima vista. E anche quando lo sono, ci danno l'opportunità di diventare più forti. Non bisogna mai lasciare che una sola nuvola scura ci faccia vedere tutto il cielo coperto. Il sole splende sempre da qualche parte nella tua vita. A volte è sufficiente dimenticare come ci si sente, ricordare ciò che si merita e continuare ad andare avanti con un sorriso.

9. Hai la capacità di creare la tua felicità.

Puoi decidere di rimanere ancorato agli errori del passato, o puoi decidere di creare la tua felicità per il presente e il futuro. Il sorriso è una scelta, non un miracolo. Non fare l'errore di aspettare che qualcuno o qualcosa venga da te per renderti felice.

Tu sei il primo responsabile della tua felicità. La pace interiore inizia quando scegli di non permettere agli eventi e alle situazioni esterne di controllare le tue emozioni.

10. La vita continua.

Gli errori sono dolorosi quando si verificano, ma anni dopo, questa collezione di errori, chiamata esperienza, sarà ciò che vi avrà portato al successo. Tutto ciò che va storto è comunque esperienza. La tua mentalità è al centro del tuo successo. Accogli sempre con un sorriso le cose buone e cattive che ti succedono durante la tua vita.

Amate ciò che avete e siate grati per ciò che avete avuto. Perdona te stesso e gli altri, ma non dimenticare. Impara dai tuoi errori, ma non dispiacerti per te stesso. La vita è cambiamento, le cose a volte vanno male, ma la vita continua. E tu accompagnala con un sorriso.

Capitolo 11

Costruire la tua sicurezza sociale (superare l'ansia sociale e essere a prova di proiettile)

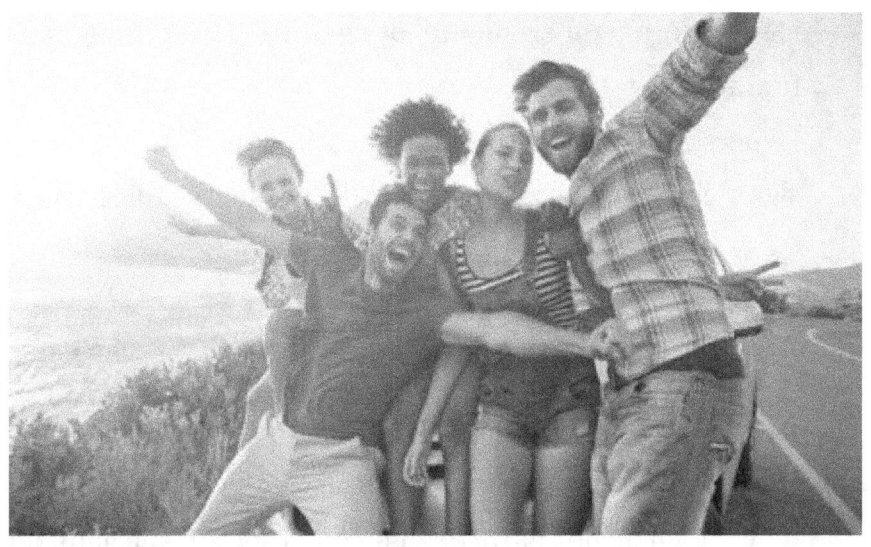

Tutti vogliamo piacere alla gente, ma perché questo accada dobbiamo migliorare la nostra fiducia sociale.

Sapere come fare nuove amicizie e come sentirsi sicuri con gli estranei è molto importante per la tua autostima e il tuo benessere emotivo. Ma ci sono molte cose che potrebbero trattenerti. E tra i problemi più comuni a questo proposito, c'è l'ansia sociale.

Cos'è l'ansia sociale?

L'ansia sociale è la paura di essere giudicati e valutati negativamente dagli altri, con conseguenti sentimenti di inadeguatezza, inferiorità, autocoscienza, imbarazzo, umiliazione e depressione.

L'ansia sociale impedisce agli individui di esprimere le loro idee e il loro temperamento, per questo di solito vengono fraintesi.

Le persone con disturbo d'ansia sociale sperimentano una significativa angoscia emotiva nelle seguenti situazioni:

- Essere presentati ad altre persone;
- Essere preso in giro o criticato;
- Essere al centro dell'attenzione;
- Essere guardati mentre si fa qualcosa;
- Incontrare persone importanti;
- La maggior parte degli incontri sociali, specialmente con gli sconosciuti;
- Fare il giro della stanza (o del tavolo) in cerchio e dover dire qualcosa;
- Le relazioni interpersonali, siano esse amicali o romantiche;

Questa lista non è certamente un elenco completo dei sintomi, anche altri sentimenti sono stati associati all'ansia sociale.

Da dove viene l'ansia sociale?

Gli esperti oggi si separano da alcune delle idee dei decenni precedenti nel credere che la maggior parte dei casi di disturbo d'ansia sociale non scaturiscono da un solo evento dagli effetti duraturi, ma invece l'ansia sociale è il risultato di una serie di diverse probabili cause. Queste possono includere sia fattori ambientali che genetici.

Ecco alcuni dei fattori più importanti che portano al disturbo d'ansia sociale.

1. Radici genetiche

È stato dimostrato che il disturbo d'ansia sociale è presente nelle linee di famiglia. Recenti ricerche hanno dimostrato che questo non è solo un comportamento appreso, ma quasi certamente ha anche origini genetiche.

2. Amigdala troppo sviluppata

L'amigdala è la parte del cervello responsabile della risposta alla paura. Quando è sovrasviluppata porta ad una maggiore tendenza al disturbo d'ansia sociale.

3. Livelli di serotonina squilibrati

La serotonina è una sostanza chimica chiave del cervello che regola gli stati emotivi. Quando è sbilanciata il disturbo d'ansia sociale può diventare il risultato finale. Questo può derivare da cause naturali o essere diventato squilibrato dall'abuso di droghe o alcol in passato.

4. Conflitto familiare

Una storia di conflitto familiare, soprattutto in tenera età, è uno dei fattori sociali più comuni noti per causare il disturbo d'ansia sociale.

5. Bullismo

Il bullismo è uno dei fattori ambientali che sta ricevendo molta attenzione ultimamente perché è noto che aggrava l'ansia sociale dei giovani, a volte con risultati molto tragici.

6. Storia di abuso sessuale o maltrattamento estremo

L'abuso sessuale e altri gravi maltrattamenti molto spesso portano all'estremità più grave del disturbo d'ansia sociale. In molti casi, questi tipi di esperienze richiedono più livelli di terapia per risolvere alla fine non solo l'accresciuta ansia sociale ma anche gli altri effetti di questo trauma.

A volte determinare la sua radice può essere difficile. Fortunatamente i metodi usati per curarlo si sono dimostrati efficaci riguardo

Come superare l'ansia sociale usando la ristrutturazione cognitiva

La ristrutturazione cognitiva, in sostanza, significa che state "riprogrammando" il modo in cui interpretate gli eventi e il modo in cui pensate agli eventi futuri.

La ristrutturazione cognitiva incorpora generalmente due componenti principali. Questi sono la 'sfida del pensiero' e la 'verifica delle ipotesi'.

Sfidare il pensiero significa che guarderai le cose che stai visualizzando e le cose che ti stai dicendo e poi ristrutturerai la tua mentalità sfidando queste credenze - testandone la validità.

Così, per esempio, potreste dirvi che se parlate in pubblico, la gente vi ignorerà e sembrerete stupidi. Ma ora chiedetevi questo:

- Queste persone non sono tuoi amici?
- E quindi, è davvero probabile che ti ignorino?
- Inoltre, avrebbe davvero importanza?
- Se non sono tuoi amici, li rivedrai mai più?
- Non è meglio almeno provare?

Al giorno d'oggi, la probabilità di essere ostracizzati socialmente e lasciati a cavarsela da soli in natura è altamente improbabile. Ciò significa che è abbastanza sicuro parlare in qualsiasi ambiente, non importa chi sei!

E ricordate, abbiamo la tendenza a gonfiare il rischio e minimizzare la ricompensa. Quindi sii onesto con te stesso e razionale e potrai normalmente ridurre la paura e l'ansia.

Testare l'ipotesi significa che stai per testare letteralmente la teoria e provare a te stesso che non c'è nulla di cui aver paura. Dimostra a te stesso che non hai bisogno di preoccuparti di essere deriso.

Quindi questo potrebbe significare che si dice intenzionalmente qualcosa di stupido, solo per vedere come la gente reagisce. Oppure che tu vada di proposito a dire qualcosa in pubblico e poi balbetti. Quello che scoprirai è che la maggior parte delle persone sono pazienti e comprensive e reagiranno semplicemente aspettando che tu finisca. Ti faranno anche un grande applauso di sostegno.

In breve, verificare le ipotesi significa affrontare di petto le proprie paure e vedere che non sono poi così male. E ciò che è più importante, è che affrontando ripetutamente le vostre paure. Mettendosi ripetutamente in scenari spaventosi, si può effettivamente diventare desensibilizzati alla paura. Se continuate a parlare in pubblico, allora scoprirete che alla fine lo normalizzerete e non sarà più un grosso problema.

Si può praticare in diversi modi:

- Iniziare una conversazione con gli estranei ogni volta che è possibile
- Parla con i commessi dei negozi - sii volutamente goffo o strano in posti dove non c'è bisogno di tornare!
- Chiedere alle persone i loro numeri
- Fai dei reclami se non sei soddisfatto del servizio clienti
- Frequenta corsi di stand-up comedy, corsi di recitazione o lezioni di canto. Qualsiasi cosa in cui devi esibirti di fronte alla gente

Fate tutto questo e col tempo diventerete sempre più calmi. Non avrete la risposta di lotta o di fuga quando parlate o vi esibite in pubblico e, come tale, sarete molto più sicuri di voi stessi.

La gente penserà che questo significa che hai una fede assoluta in quello che stai facendo, o che sei segretamente ricco o incredibilmente strafatto. Ma in realtà, hai solo imparato a non preoccuparti delle piccole cose.

Come creare una buona prima impressione

Questo è particolarmente importante perché queste prime impressioni significano molto. Il modo in cui impatti qualcuno quando lo incontri per la prima volta ha un impatto enorme sulla tua sicurezza generale, la tua stima e la tua importanza ai suoi occhi.

Quindi, esercitatevi a fare quella grande prima impressione. Questo significa camminare con passi potenti e raggiante nella stanza e significa stringere la mano con fermezza e determinazione. Se vuoi sembrare sicuro di te e fare la migliore prima impressione, ci sono poche cose peggiori di una stretta di mano moscia e bagnata!

1. Contatto visivo

Un'altra componente chiave per creare una buona impressione quando si incontra qualcuno per la prima volta e trasmettere fiducia è mantenere un contatto visivo adeguato. Mantenere il contatto visivo suggerisce che ti senti all'altezza della persona con cui stai parlando e ti dà più intensità, ti fa sembrare più onesto e in altre parole invia tutti quei buoni segnali sociali che vogliamo inviare!

Quindi, cercate di mantenere un buon contatto visivo ma senza essere inquietanti. Mantenete lo sguardo per qualche secondo, poi distogliete lo sguardo mentre gesticolate e poi mantenete di nuovo lo sguardo. E quando si parla di fronte a un gruppo più grande, assicuratevi di guardare intorno al gruppo e ricordatevi di mantenere il contatto visivo con ogni persona per qualche secondo.

2. Parlare più lentamente

Una delle cose che vi aiuterà a sembrare più sicuri mentre comunicate è parlare più lentamente. Siamo naturalmente inclini ad accelerare quando diventiamo nervosi e questo può portarci ad inciampare nelle nostre parole e a sembrare meno sicuri di noi stessi e di quello che stiamo dicendo. Naturalmente, questo non è un bene!

D'altra parte, se si parla più lentamente, allora ci si presenta come qualcuno che sa di cosa sta parlando, che è sicuro di sé e che ha pensato a quello che sta dicendo. Dato che ti stai dando del tempo, avrai anche meno probabilità di balbettare o di fare pause e di aver bisogno di usare parole di riempimento.

3. Raccontare storie

Raccontare storie trasmette anche fiducia. E questo funziona in tandem con il parlare più lentamente.

Uno dei motivi per cui parliamo velocemente quando parliamo in pubblico è per finire più velocemente. Parliamo velocemente perché

a) non ci piace per natura parlare in pubblico e vogliamo che finisca e...

b) non siamo sicuri che quello che stiamo dicendo sia abbastanza convincente o interessante e siamo preoccupati che la gente smetta di ascoltarci se non finiamo in fretta quello che stiamo dicendo!

Ma se raccontate una storia, questo suggerisce che siete più naturali quando si tratta di tenere banco e intrattenere una folla. Suggerisce che ti piace e che hai fiducia nella tua capacità di intrattenere.

E questo effetto si sente ancora di più se si rallenta. Non solo in termini di come parlate, ma anche nella vostra consegna. Ciò significa che si imposta la scena, si fanno domande retoriche, si usa la ripetizione e si crea suspense.

Questa è una cosa che la maggior parte delle persone carismatiche riesce a fare tremendamente e ha un impatto enorme quando è fatta bene. Non avere fretta di arrivare al punto, goditi il momento, soffermati e abbi fiducia in quanto sei interessante!

Nessuno è meglio di te!

. . .e non sei nemmeno migliore degli altri. Siete diversi. Sei fantastico, ma non significa che sei meglio degli altri. Non implica che gli altri non possano essere grandi, anche loro, nel loro modo speciale. La tua grandezza non toglie la grandezza degli altri.

Siamo stati cresciuti con la mentalità che gli altri che hanno un nome, una posizione sociale particolare, o anche più soldi sono superiori a noi e dobbiamo ammirarli.

Al giorno d'oggi tutto va così velocemente. Titoli e status non significano più così tanto. Per esempio, ci sono molte persone con un titolo universitario o addirittura di dottorato che sono senza lavoro; d'altra parte, alcune delle migliori aziende del mondo sono state costruite da persone che non hanno finito la scuola e nemmeno il liceo.

Da un lato, gli individui perdono posizioni sociali mentre altri procedono verso l'alto. Sono diversi, ma non significa che siano migliori di te. Tenete presente che.

Riconnettiti con gli amici per costruire la tua autostima

Forse state pensando: cosa hanno a che fare gli amici con la fiducia in se stessi? Ognuno di noi ha momenti di dubbi e insicurezze. È molto comune essere in ansia per il nostro aspetto.

Spesso ci si può trovare a chiedersi se si è detto o fatto la cosa giusta in una determinata situazione. A volte, si tratta di qualcosa di minore come abbinare il tuo vestito con il giusto paio di scarpe, o la tua camicia con la giusta cravatta.

Proprio come qualsiasi altra persona, quando non sono sicuro di queste cose, mi rivolgo ai miei amici per una seconda opinione. Una cosa che avrete notato è che certe persone giocano un ruolo molto importante nel costruire la nostra fiducia. È attraverso gli amici che possiamo scuotere lo scetticismo o l'incertezza che abbiamo su noi stessi. È attraverso di loro che possiamo prendere decisioni migliori nella vita.

Questi sono alcuni dei modi in cui riconnettersi con gli amici aiuta a costruire la nostra fiducia:

Fanno il tifo per il tuo successo

Se c'è qualcuno che chiami quando hai buone notizie da condividere, è il tuo amico. Gli amici sono tra i primi gruppi di persone a cui possiamo rivolgerci quando abbiamo problemi, frustrazioni o battute d'arresto. La ragione principale è che sono orgogliosi di ciò che realizziamo. Sono le persone che ci incitano e credono in noi che possiamo farcela! Sapere che qualcuno ti copre le spalle ti aiuterà ad affrontare qualsiasi cosa con molta fiducia.

Modellano nuovi modi di essere

Nessun uomo è perfetto, così dice il proverbio. Tuttavia, gli amici hanno anche punti di forza e abilità che li aiutano a rendere meglio in quello che fanno. Ho un amico che commuove la folla con il suo discorso. Ad un certo punto, mi sono chiesto se potevo fare lo stesso.

Con un modello a cui guardare, è diventato molto più facile muoversi verso il tuo obiettivo. Semplicemente modellando il suo modo di fare un discorso, alla fine sono diventato migliore. La stessa cosa vale per voi; avere un amico ci aiuta a vedere come possiamo usare i loro punti di forza per migliorare le nostre aree di debolezza.

Sostengono i nostri sforzi per crescere

Sapevi che a volte l'unica cosa che si frappone tra te e il tuo successo è la tua mentalità? Bene, ora lo sai. La ragione per cui hai i piedi freddi nel seguire quell'idea di business è che i tuoi pensieri ti stanno dicendo che non puoi farlo.

Tuttavia, quando ti circondi di amici positivi, loro possono vedere in te dei punti di forza che non sapevi esistessero. Questo ti darà abbastanza motivazione per fare un tentativo, e ti renderai conto che avevi solo bisogno di una piccola spinta per librarti come un'aquila.

Asciugano le nostre lacrime

In questo viaggio chiamato vita, ci saranno sempre degli ostacoli lungo la strada. Può essere fallire un esame, perdere un torneo, essere scaricati o peggio ancora perdere una persona cara. Tuttavia, quando hai degli amici, hai qualcuno a cui appoggiarti quando sei giù.

Saranno lì per darvi intuizioni da una prospettiva diversa. Porteranno tanto sole nei vostri momenti più bui.

Ci insegnano il valore del lavoro di squadra

La fiducia non è solo lavorare da soli. Si tratta di sapere come percorrere la strada da soli e quando percorrerla con una squadra. A volte, quando si è soli, ci si può sentire timidi e insicuri nell'andare in posti o provare cose nuove o fare cose diverse.

Tuttavia, se stai facendo queste cose con un amico, c'è un improvviso schizzo di energia, e ti rendi conto che puoi diventare creativo. Questo vi permette di salire più in alto di quanto avevate sognato possibile.

La verità è che la parte migliore della riconnessione con gli amici è il fatto che i sentimenti sono reciproci. Sono le persone che condividono i nostri sogni, e noi possiamo fare lo stesso per loro. Quindi, circondatevi di veri amici e vedete come questo influisce sul vostro atteggiamento e sulla vostra fiducia nel superare i limiti.

Capitolo 12
Aumenta la tua autostima con il tuo linguaggio del corpo

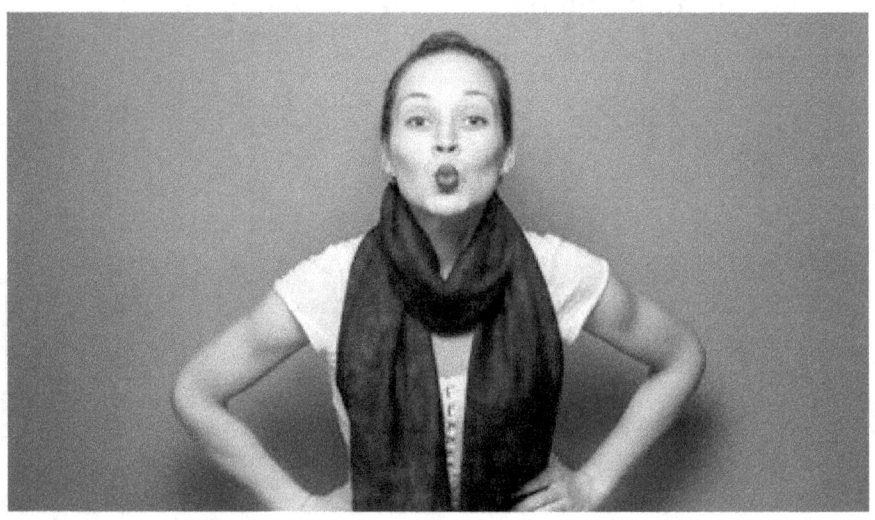

Il tuo linguaggio del corpo è uno degli strumenti più importanti per trasmettere il tuo modo di sentire. La comunicazione è spesso stimata come non verbale al 70% o anche di più. In altre parole, quello che dici con la bocca è molto meno importante di quello che dici con il corpo. Puoi parlare, ma se sei ingobbito, allora trasmetterai un senso di ansia e poca fiducia.

La buona notizia è che anche se non vi sentite sicuri, praticare un linguaggio del corpo sicuro può aumentare la vostra autostima e farvi sentire meglio con voi stessi.

Il tuo cervello e il linguaggio del corpo comunicano costantemente tra loro. E questa comunicazione è una strada a due vie. Da un lato, il vostro linguaggio del corpo riflette i pensieri e i sentimenti che avvengono nella vostra mente. Ma allo stesso tempo, i pensieri e i sentimenti che hai sono influenzati dai messaggi che il tuo cervello riceve dal tuo linguaggio del corpo. Questo significa che adottando un linguaggio del corpo positivo puoi effettivamente diventare un uomo più sicuro di sé.

Allora, come si fa a correggere il linguaggio del corpo? Per imparare a trarre vantaggio da questo fenomeno psicologico, date un'occhiata ai consigli qui sotto su come costruire la fiducia attraverso il linguaggio del corpo.

1. Sorridere per essere felici

Sorridere è forse la cosa più sicura che si possa fare. Vuoi sembrare più sicuro quando cammini? Allora sorridi mentre cammini! Vuoi sembrare più sicuro quando ti avvicini ai membri del sesso opposto in un bar? Basta sorridergli dall'altra parte della stanza e non solo apparirai amichevole, ma anche come se fossi felice di renderti vulnerabile - il che ti fa sembrare ancora una volta rilassato e sicuro di te.

Sorridere in realtà ci fa sentire più sicuri di noi stessi a causa di un fenomeno psicologico noto come "feedback facciale". Questo significa che spesso sentiamo il nostro aspetto. Sorridi e ti sentirai più felice. Una smorfia e ci si sente più arrabbiati.

Sorridere in particolare rilascia serotonina che induce sensazioni di benessere.

Anche se il sorriso è forzato, funziona comunque!

2. Postura

La comunicazione del linguaggio del corpo che hai con il tuo cervello non si limita ai messaggi inviati dal tuo viso. Il tuo cervello sta effettivamente raccogliendo messaggi da tutto il tuo corpo per determinare come dovresti sentirti. Quindi, se vuoi sentirti più positivo e sicuro di te, devi inviare messaggi di fiducia anche dal resto del tuo corpo.

Per inviare questi messaggi assicurati di tenere la testa alta, le spalle abbassate e indietro, e la spina dorsale dritta - come se ci fosse una corda che tira dalla base della spina dorsale fino alla corona della testa. Allo stesso tempo lascia che i tuoi muscoli si rilassino e concentrati sul fare respiri lenti e profondi nella pancia. Adottando questa postura mentre respirate profondamente e rilassate i muscoli, invierete segnali di fiducia al vostro cervello. Di conseguenza, comincerete a sentirvi più rilassati e sicuri di voi stessi.

3. Camminare con fiducia

La comunicazione del linguaggio del corpo di cui abbiamo parlato è sempre in gioco - anche quando si cammina. La nostra camminata dice molto di noi e se camminiamo alacremente, con forza e orgoglio, allora possiamo sembrare sicuri di noi stessi, grandi e responsabili prima ancora di iniziare a parlare!

Al contrario, se camminiamo in modo afflosciato, ingobbito e strascicato, allora sembreremo solo timidi, ritirati e spaventati. Per camminare più alti, il trucco che viene spesso descritto è quello di immaginare che un fascio di luce esca dal tuo petto. Questo significa che stai camminando con il petto leggermente inclinato verso l'alto e significa che dovresti sorridere e camminare in modo vivace.

Il problema è ricordarsi di farlo! La maggior parte di noi cammina abbastanza regolarmente da quando aveva... beh, un anno! Quindi è difficile abbandonare quegli anni di allenamento radicato e iniziare a camminare in un modo completamente diverso.

Un modo per aggirare questo problema è cercare dei fattori scatenanti che ve lo ricordino. Uno dei migliori è attraversare una porta. La prossima volta che attraversi una soglia, usa questo come un modo per ricordare quel trucco e ricominciare a essere raggiante.

4. Pose di potenza

Proprio come il sorriso può lavorare al contrario per cambiare le vostre emozioni, così anche il vostro linguaggio del corpo influenza il modo in cui vi sentite. Quando siamo sicuri di noi stessi, abbiamo la tendenza ad occupare più spazio. Quello che forse non capite è che quando occupate più spazio, questo vi fa sentire più sicuri.

Perché? Perché scatena un'impennata dell'ormone testosterone, essendo il testosterone il principale ormone maschile e anche un neurotrasmettitore che aumenta l'aggressività e l'assertività.

Gli psicologi sono così riusciti a trovare quelle che sono conosciute come posizioni di potere. Si tratta di posizioni che puoi tirare con il tuo corpo e che ti faranno sentire immediatamente più sicuro di te e in cima al mondo.

La più nota di queste è la posizione di vittoria. Basta tenere le mani sopra la testa a forma di V, come si potrebbe fare quando si taglia il traguardo vittoriosi in una gara. Questa è una posizione universale in effetti ed è qualcosa che le persone fanno in tutte le culture - si pensa che anche le scimmie usino questo segnale per dimostrare vittoria e successo!

E a quanto pare, innesca un aumento immediato del testosterone. Quindi la prossima volta che stai per fare un colloquio o andare ad un appuntamento, prova ad andare in bagno prima e a praticare qualche posizione di potere!

5. Aprire il linguaggio del corpo

Un altro modo per la comunicazione del linguaggio del corpo di inviare messaggi di fiducia al tuo cervello è quello di mantenere il tuo linguaggio del corpo aperto. Tieni le braccia al tuo fianco e non usarle per coprirti (evita di incrociare le braccia o di tenere un bicchiere sul petto). Incrociare le braccia è una postura difensiva e manda segnali al tuo cervello che c'è bisogno di proteggerti. Tenere le braccia lungo i fianchi, invece, dice al tuo cervello che non hai nulla da temere.

Oltre a tenere le braccia non incrociate, non incrociare le gambe quando sei in piedi. Stai invece con le gambe divaricate (larghezza dei fianchi e delle spalle) e mantieni una base forte e solida. Non abbiate paura di occupare un po' di spazio e possedere davvero lo spazio intorno a voi. Adottare questo tipo di linguaggio del corpo comunica sensazioni di forza e potere direttamente al tuo cervello.

Un altro trucco del linguaggio del corpo è provare ad appoggiarsi alle cose. Se ci si appoggia a un muro, questo comunica proprietà. Allo stesso modo, se si tocca qualcuno sulla spalla, questo trasmette una sorta di proprietà che si traduce anche in fiducia.

6. Gesticolare

Parlando delle persone più carismatiche, anche la scienza ha qualcosa da dire su questo argomento.

Negli studi, è stato dimostrato che le persone che sono valutate come le più carismatiche, tendono anche a gesticolare di più. Gesticolare significa parlare con le mani, significa essere animati e indicare, gesticolare e camminare mentre si parla. E la ragione per cui questo è associato alla fiducia e al carisma, è perché ci fa sembrare più impegnati con quello che stiamo dicendo. Ora il nostro linguaggio del corpo e le nostre parole sono congruenti e la nostra passione può, quindi, essere sentita nella stanza.

Più gesticoli mentre parli, più sembri essere appassionato ed enfatico su ciò che stai dicendo. E questo è molto coinvolgente e impressionante - fa sì che anche gli altri lo percepiscano come più coinvolgente e interessante!

Evitare il linguaggio del corpo negativo

Il tuo cervello non sta solo raccogliendo i segnali di comunicazione positivi del linguaggio del corpo. Capta anche quelli negativi. Quindi, se indulgete in un linguaggio del corpo negativo e insicuro, state comunicando al vostro cervello che dovreste sentirvi negativi e insicuri. I sentimenti negativi sorgeranno e saranno rinforzati ogni volta che manterrete un linguaggio del corpo negativo.

Quindi non limitatevi ad abbracciare il linguaggio del corpo sicuro e positivo di cui sopra, ma fate un punto per evitare il linguaggio del corpo opposto. Se ti sorprendi ad aggrottare le sopracciglia, ad abbassare le spalle, a mischiare i piedi o a farti "piccolo", prendi nota e adotta immediatamente il comportamento opposto. Questo vi aiuterà ad accendere sentimenti più positivi e ad uscire gradualmente da quello stato d'animo negativo.

Non giocherellare

Il fidanzamento è un chiaro segno di nervosismo. Un uomo che non riesce a stare fermo è un uomo preoccupato, teso e certamente non sicuro di sé. Le tue mani possono essere i tuoi peggiori nemici - lotta per tenerle ferme e regolari. Puoi sicuramente parlare con le mani, ma mantieni i tuoi gesti calmi e sotto controllo. Inoltre, quando sei seduto, evita quella

rapida vibrazione delle gambe che alcuni ragazzi fanno (non vuoi sembrare un cane che si fa strofinare la pancia).
Quando siamo nervosi o stressati, tutti noi ci tranquillizziamo con qualche forma di auto-tocco, comportamento non verbale: Ci strofiniamo le mani, facciamo rimbalzare i piedi, tamburelliamo le dita sulla scrivania, giochiamo con i nostri gioielli, facciamo roteare i capelli, ci agitiamo - e quando facciamo una di queste cose, togliamo immediatamente credibilità alle nostre dichiarazioni.

Capitolo 13

Come ottenere un fisico che ti renda sicuro di sé

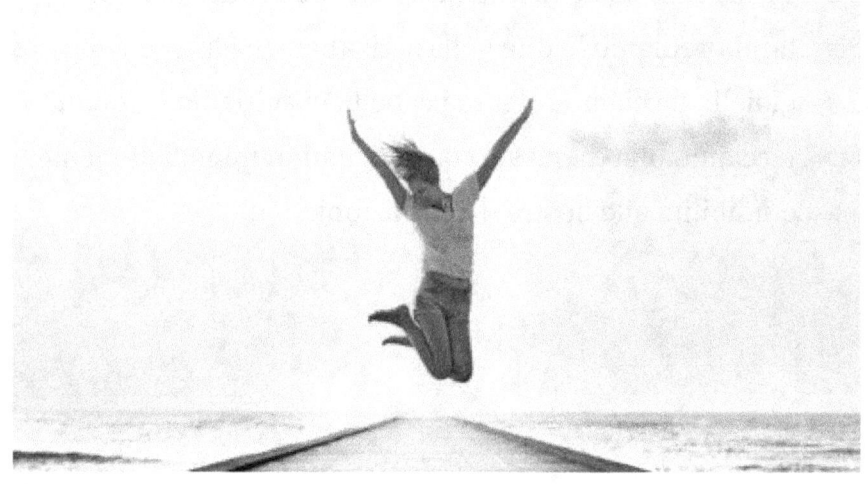

I modi migliori per migliorare la vostra fiducia sono quelli che abbiamo già discusso. Questi affrontano le cause profonde della bassa stima e ti aiutano ad allenarti per uscire dal panico e dalle risposte di ansia.

Questo significa migliorare sé stessi, trovare modelli di ruolo, ricordarsi delle interazioni positive e dei successi, circondarsi delle persone giuste, affrontare le proprie paure ed esercitarsi ad essere sociali. Infine, trova la tua passione e investi in quella, senza preoccuparti di ciò che pensano gli altri.

Tutto questo fa molto per migliorare la tua stima Ma, nel frattempo, questo non vuol dire che non ci siano cambiamenti più piccoli e facili che puoi fare per aumentare la tua stima. E a volte, questo significa concentrarsi sull'aspetto esterno. Significa guardare agli aspetti superficiali di te stesso che forse non ti rendono felice.

Molti di noi hanno una bassa autostima principalmente perché non ci piace il nostro aspetto o perché pensiamo di essere fuori forma. Se siete in sovrappeso, troppo magri o convenzionalmente poco attraenti, allora questo può rendere difficile trascurare e concentrarsi sulle cose che vi piacciono di voi stessi.

La linea di fondo? Trasformare il tuo fisico può offrire un'enorme iniezione di fiducia. Questo perché avrà un impatto sul modo in cui le altre persone reagiscono a voi, riempirà il vostro sistema di ormoni e neurotrasmettitori più positivi per farvi sentire bene con voi stessi e significherà che potete prendervi cura di voi stessi fisicamente.

Quindi come si fa? Quindi, sistemiamo entrambi questi aspetti, va bene?

Il miglior fisico

Per ottenere il tipo di fisico che vi farà sentire altamente sicuri di voi stessi, dovete concentrarvi su un fisico estetico. Che tu sia un uomo o una donna, vuoi un corpo che ti faccia sentire bene e che si faccia notare anche attraverso i vestiti.

Per i ragazzi, questo significa concentrarsi sul fisico a triangolo invertito. Questo significa spalle larghe, braccia grandi e una vita stretta. Questo ti fa sembrare fisicamente intimidatorio ed è una forma che le donne sono naturalmente inclini a trovare attraente.

Per le donne, significa sviluppare il rapporto anca-vita. Questo suggerisce un forte materiale genetico. Dovrebbero anche cercare di sviluppare un fisico tonico in modo da essere proporzionate e allo stesso tempo snelle.

In entrambi i casi, il modo migliore per farlo è una combinazione di allenamento di resistenza e cardiovascolare. E questo può anche significare combinare i due in un modo che è noto come allenamento concomitante.

Il punto è che non dovresti concentrarti semplicemente su uno o sull'altro. Gli uomini che si concentrano solo sui pesi rischiano di apparire forti mentre hanno ancora la pancia. Le donne che si concentrano solo sul CV scopriranno che in realtà non bruciano il grasso così velocemente come farebbero se lo combinassero con i pesi. E infatti, le donne che fanno squat sono così ben proporzionate che è diventato un meme!

Lo stile per le donne

Quando si tratta del modo di vestire ci sono alcune cose da considerare. Questo è ciò che riguarda la "moda". Non puoi cancellare le regole della moda perché seguire la moda dimostra che segui le norme e le convenzioni sociali, che sai cosa è di moda adesso e che sei in contatto. Essere fuori moda suggerisce che sei un po' sprovveduto o così coinvolto nel tuo piccolo mondo che non ti sei accorto che i flares sono passati di moda negli anni 70.

Non è necessario essere schiavi della moda, ma dimostrare una certa comprensione di ciò che è in voga ora è altamente consigliabile.

Ma allo stesso tempo, si dovrebbe anche avere il proprio stile e si dovrebbe essere disposti a prendere dei rischi misurati di tanto in tanto.

Questa è l'interazione tra moda e stile. Lo stile è la parte in cui si rischia, in cui si dimostra la propria personalità e in cui si è abbastanza sicuri di sé da andare controcorrente. Ma tutto questo deve essere fatto all'interno delle regole della moda.

Il ruolo più importante dei tuoi vestiti è quello di farti sembrare fantastico. E questo significa vendere i tuoi migliori tratti fisici per farti sembrare un buon partito genetico.

Trovare il proprio stile è un ottimo modo per sentirsi più sicuri dei vestiti che si indossano. Guarda le riviste di moda, i cataloghi e i tuoi amici e collaboratori alla moda per l'ispirazione, ma poi crea un look che sia interamente tuo.

Che tu preferisca un look sartoriale o uno stile hippie bohemien, qualsiasi cosa ti faccia sentire a tuo agio con te stesso è la scelta giusta.

Ci sono momenti in cui dovrai ignorare questo stile personale e indossare abiti che sono appropriati per una certa occasione. Quando ti trovi di fronte a un tale evento, o anche se devi farlo ogni giorno per il tuo lavoro, trova un modo per far funzionare l'abito richiesto per te, magari aggiungendo il tuo stile personale con accessori sottili. E se proprio non riesci a pensare a un modo per sentirti a tuo agio in uno smoking o nell'abito da damigella verde lime scelto dalla tua amica, trai fiducia dal fatto che tutti intorno a te si sentono allo stesso modo.

Quando si tratta di vestiti, la cosa più importante è indossare capi che ti fanno sentire sicuro di te ed evitare tutto il resto. Se avete una camicia che vi aderisce allo stomaco e vi fa sentire incredibilmente grassi, allora la risposta più ovvia è di non indossarla più. Troppe persone continuerebbero a indossare la camicia e sentirebbero la loro autostima calare ogni volta che la indossano. Trova pezzi che funzionano con il tuo tipo di corpo e i tuoi migliori attributi naturali. Se non sei sicuro di come fare, chiedi al tuo amico o familiare più elegante o trova un negozio di abbigliamento completo.

Se ti sembra che il tuo tipo di corpo ti impedisca di apparire al meglio, forse non stai facendo le scelte migliori. Non vergognatevi di fare shopping nel reparto "Donna", nella sezione "Petite" o in un negozio "Big and Tall" se è lì che troverete i vestiti che vi stanno meglio. Se siete abituati a comprare i vostri vestiti nei discount, investire in alcuni pezzi più costosi ma di alta qualità può risultare in una migliore vestibilità grazie alla migliore fattura.

Gli indumenti di sostegno come i collant control-top possono migliorare la tua silhouette e il modo in cui ti senti con te stessa.

I gioielli possono aggiungere un look raffinato. Seleziona pezzi che completano e si integrano con lo stile che hai scelto. Non dimenticare altri dettagli quando scegli gli accessori. Un cappello elegante o un paio di scarpe divertenti possono mettere tutto insieme.

Gli occhiali sono un altro problema quando si tratta di accessori. Alcune persone odiano l'idea di indossare gli occhiali perché pensano di sembrare troppo libreschi o li fa sentire vecchi per avere bisogno di occhiali da lettura. I contatti o la chirurgia oculare laser possono essere un'opzione adatta se l'idea di indossare gli occhiali è così odiosa e dannosa per la fiducia in se stessi. In alternativa, alcuni usano la loro necessità di portare gli occhiali come un'opportunità per mostrare il loro senso della moda. Scelgono montature eleganti o alla moda che completano il loro viso e migliorano la fiducia nel loro aspetto generale.

Ora sei sicuro di imbatterti in persone lungo la strada che vogliono solo buttarti giù. Potrebbero deridere il tuo stile personale o la tua mancanza di abiti firmati o qualsiasi altro dettaglio che possono pensare per farli sentire meglio con se stessi.

Sapere che questo accadrà e prepararsi per esso. Sia che vogliate creare risposte rapide prima del tempo o che vogliate semplicemente preparavi ad un insulto, essere preparati impedirà alle parole odiose di affondare e di influenzare il modo in cui vi sentite sul vostro vestito. Se stai affrontando questi attacchi regolarmente, potrebbe essere il momento di trovare un nuovo gruppo di amici, rimuoverti dalla situazione, o qualsiasi cosa ti porterebbe ad essere più felice.

Il detto "I vestiti fanno l'uomo" può essere vero o no, ma con le scelte giuste, i vestiti possono fare o rompere la vostra autostima.

Fisico

Per quanto riguarda il tuo corpo, non c'è davvero spazio in questo libro per passare attraverso un intero programma di allenamento!

Ma prima, riconoscete l'importanza di investire tempo e sforzi nel vostro fisico. Questo è uno dei segnali sociali più importanti che emettiamo e uno dei modi più potenti per farci sentire più sicuri e di successo.

Non solo, ma essere fisicamente superiore a qualcuno con cui stai parlando ti infonderà una fiducia infinita.

Alla fine della giornata, questo è molto spesso ciò a cui si arriva. Se siete più potenti della persona con cui state parlando, allora sarete in grado di batterla in uno scontro fisico. Così, se non gli piace quello che dici e ti sfidano, puoi metterli al loro posto fisicamente se devi. E questo significa che avrai il vantaggio in ogni conversazione. Soprattutto se la vostra fisicità comunica questo fatto.

Le cose fondamentali da sapere per entrare in questo tipo di forma:

- Allenarsi 3 volte a settimana è generalmente sufficiente per aumentare drasticamente le dimensioni e la forza

- Il cardio di resistenza è un metodo incredibilmente potente per la perdita di peso e la ricomposizione del corpo - questo significa eseguire l'esercizio cardio mentre c'è un peso di qualche tipo contro di te
- La dieta è importante quanto l'esercizio fisico. Traccia le tue calorie e consuma più di quello che bruci per aumentare la tua taglia o meno di quello che bruci per perdere peso.
- Mangia più proteine per aggiungere muscoli
- Andare a una classe o qualcosa del genere può aiutare a strutturare la tua ricomposizione e rendere l'allenamento più divertente
- In particolare, questo significa qualcosa come un corso di danza o di arti marziali. Questo ha l'ulteriore vantaggio di rendervi più funzionali, il che significa che la forza è utilizzabile
- Per trasmettere dimensioni e potenza, si dovrebbe porre l'accento su spalle, petto e braccia. Il bench press inclinato è tra i migliori esercizi che puoi fare.
- Per le donne, lo squat o il kettlebell swing è fantastico per sviluppare le proporzioni più desiderabili

Capitolo 14
Conoscere la propria missione

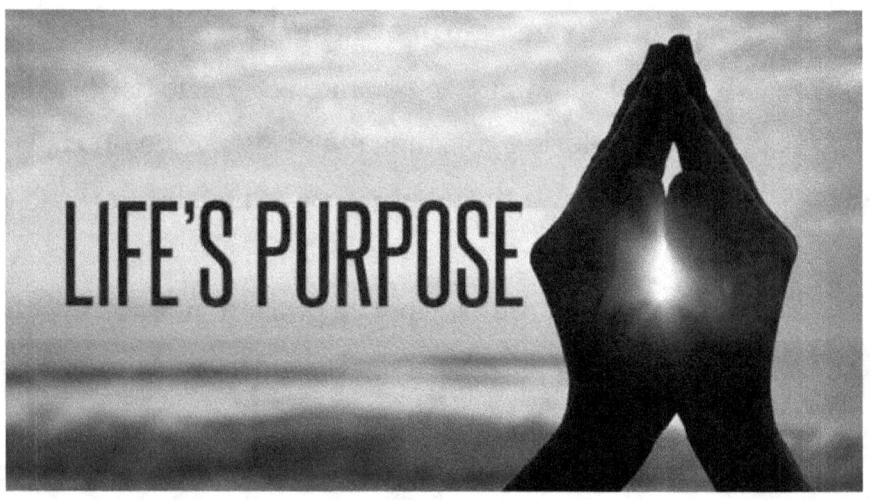

Tutti questi consigli ti aiuteranno ad aumentare massicciamente la tua fiducia. Ma niente è così potente come questo prossimo consiglio: sappiate qual è la vostra missione. Sapere qual è la tua passione.

Abbiate qualcosa per cui vi sentite veramente entusiasti e per cui volete alzarvi ogni mattina.

La nostra autostima e la nostra fiducia sono legate a quanto successo abbiamo e a quanto siamo bravi nelle cose che ci interessano. Questo può significare che la nostra autostima è legata a come sentiamo di comportarci in ambito sociale, perché questo è ciò che conta per noi.

Ma ora immagina di essere un nuotatore professionista. Il nuoto è la tua passione. Quindi, nelle interazioni sociali, sei meno preoccupato di ciò che pensano gli altri perché il nuoto è ciò che conta per te e sai che sei bravo a nuotare.

Avere una 'cosa' come questa può darti un senso di scopo, di successo e di valore. E può renderti socialmente 'intoccabile' in tutta una serie di modi diversi.

E questo significa anche che sei naturalmente più te stesso e naturalmente rifuggi quelle convenzioni sociali. Perché stai seguendo la tua passione.

C'è da meravigliarsi se ti senti poco sicuro di te al lavoro quando il lavoro che stai facendo è qualcosa che non ti interessa e in cui non senti di essere particolarmente bravo? Immagina se seguissi il tuo cuore e facessi qualcosa che ti appassiona veramente: saresti molto più entusiasta e sicuro delle tue capacità!

Carisma

E indovinate un po'? Essere assolutamente appassionati di qualcosa è anche qualcosa che è noto per dare carisma alle persone.

Il carisma è ciò che accade quando parliamo con qualcuno che sembra rapirci completamente in ciò che sta dicendo. Noi pendiamo da ogni loro parola perché sono così magnetici e così convincenti.

E si scopre che le persone più carismatiche sono quelle che gesticolano di più, che camminano di più e che usano di più il linguaggio del corpo.

E indovina cosa ti fa fare questo di più? Essere altamente appassionato di ciò di cui stai parlando. Perché quando qualcuno parla con passione e fuoco, il suo linguaggio del corpo diventa naturalmente congruente con quello che sta dicendo. E diventa così entusiasta e così appassionato del suo argomento che non può fare a meno di lasciare che il suo corpo esprima ciò che sta dicendo.

E la gente non può fare a meno di guardarlo perché è così coinvolgente e perché può cogliere quell'incredibile convinzione.

Essere nel flusso

La cosa più importante è che essere molto appassionati a qualcosa ci mette in uno stato chiamato "flusso". Il flusso è una specie di versione più positiva della risposta di lotta o fuga. Questo è ciò che accade quando siamo così concentrati su ciò che stiamo facendo e quando ci sembra così importante per noi, che tutto il resto del mondo sembra quasi "cadere".

La corteccia prefrontale si spegne di nuovo e questo elimina quella voce fastidiosa. Allo stesso tempo, il nostro cervello si riempie di serotonina e anandamide (ormoni della felicità) insieme agli ormoni della vigilanza come la dopamina, l'adrenalina, ecc.

In breve, ti fissi completamente non perché hai paura per la tua vita, ma perché sei ispirato. E questo è l'opposto della mancanza di fiducia. Gli stati di flusso rendono le conversazioni fluide, migliorano le nostre reazioni e ci rendono magnetici.

Quindi trovate ciò che amate fare, passate più tempo a farlo e allora avrete una missione. Avrai uno scopo. E passerai grandi quantità di afflusso e parlerai in modo animato e coinvolgente. La fiducia sgorgherà naturalmente da questo.

Quando sei veramente appassionato di qualcosa che fai e sei sicuro della tua abilità in quella capacità, allora non hai bisogno di cercare di impressionare le persone, di compensare eccessivamente, ecc. Invece, puoi essere felice nella consapevolezza che la cosa che ti interessa veramente sta andando bene. Che hai motivo di essere fiducioso.

Ora non c'è bisogno di cercare di "inserirsi" e non c'è motivo per cui non si possa essere gentili, generosi e condividere con le persone che si incontrano in altri percorsi di vita.

Conclusione

Ora hai il quadro completo e si spera che tu abbia imparato molto su ciò che ti fa scattare, su dove vengono le tue ansie e su come puoi trasformarti in una versione più sicura, sociale e felice di te stesso.

Anche se sono facili da leggere, se non agisci, le informazioni che hai raccolto non avranno senso.

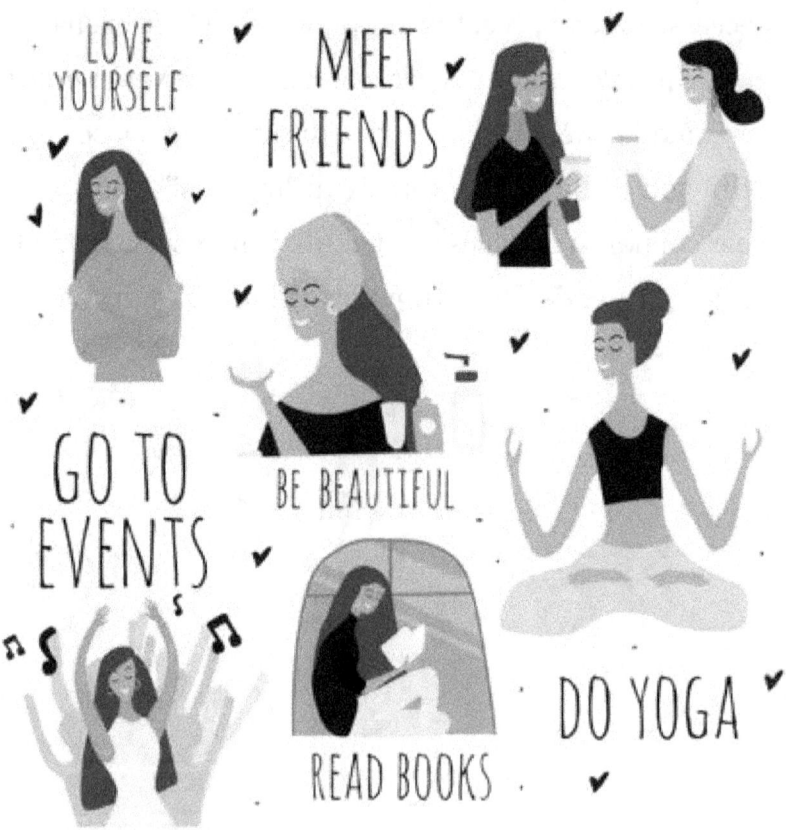

Lo sforzo che fai per superare le tue convinzioni limitanti e aumentare la tua fiducia ti distinguerà da tutti gli altri che desiderano di più ma non hanno ancora fatto i passi necessari per andare avanti.

Sebbene possiate sentirvi spaventati da questa azione, è importante ricordare che tutta la paura che sperimentate è nella vostra mente. Potete superarla. Ci vuole solo una piccola spinta della vostra forza di volontà per far muovere la palla. Prenditi un po' di tempo per pensare a quali semplici trucchi di fiducia puoi iniziare a mettere in pratica oggi. Spesso è molto più facile scegliere una tecnica e padroneggiarla prima di passare alla successiva.

La fiducia, o la mancanza di fiducia nel tuo caso, non si sviluppa in una notte, quindi sii paziente con il processo. Qualunque strada tu scelga di prendere, sei un passo più vicino a raggiungere il tuo obiettivo finale di aumentare la tua autostima e costruire la tua fiducia, così potrai finalmente iniziare a vivere la vita che hai sempre sognato.

www.ingramcontent.com/pod-product-compliance
Lightning Source LLC
Chambersburg PA
CBHW070916080526
44589CB00013B/1327